Sybille David

Der Praxisknigge

QUINTESSENZ VERLAG

Berlin, Chicago, Tokio, Barcelona, Istanbul, London, Mailand, Moskau, Neu-Delhi, Paris, Peking, Prag, São Paulo, Seoul, Singapur und Warschau

3., unveränderte Auflage

Bibliografische Informationen der Deutschen Nationalbibliothek

Die Deutsche Nationalbibliothek verzeichnet diese Publikation in der deutschen Nationalbibliografie; detaillierte bibliografische Daten sind im Internet über <http://dnb.ddb.de> abrufbar.

QUINTESSENZ VERLAG

Postfach 42 04 52; D–12064 Berlin
Ifenpfad 2–4, D–12107 Berlin

Covergestaltung: Catrin Menzel, Quintessenz Verlags-GmbH, Berlin
Layout und Herstellung: Janina Kuhn, Quintessenz Verlags-GmbH, Berlin
Lektorat: Berit Melle, DentaMedicaAgency, Leipzig
Druck und Bindung: AZ Druck und Datentechnik GmbH, Berlin

ISBN: 978-3-86867-106-3
Printed in Germany

Vorwort

„Warum die Welt einen Praxisknigge braucht…“

Wer sich mit Praxisführung beschäftigt, denkt über eine Stärkung im Wettbewerb ebenso nach wie über die Sicherung der Praxiserträge auch in der Zukunft. Und er wünscht sich leistungsfähige MitarbeiterInnen und Patienten, die die Behandlungsqualität der Praxis honorieren und die Praxis weiterempfehlen.

In politisch unkalkulierbaren Zeiten von sinnlosen Honorarbudgets und immer abstruseren, von der wirtschaftlichen Realität weit entfernten Gebührenordnungen braucht es ein Managementsystem, das die Praxis unabhängig von gesetzespolitischen Willkürmaßnahmen macht.

Doch die meisten Patienten können mehr als auf Schnäppchenjagd gehen. Sie sind durchaus bereit, angemessene Arzt – und Zahnarzthonorare zu zahlen – wenn sie dafür einen Gegenwert erhalten.

Der Gegenwert ist nicht unbedingt die neue Prothese oder das neue Implantat – sonder eher das hohe Gut eines spürbaren Service, an Wertschätzung und Interesse.

Wer den Praxisknigge als reine Benimmfibel ansieht, unterschätzt das Konzept gewaltig.

Zwar sind exzellente Umgangsformen, sowie Tugenden wie Wertschätzung, Respekt und Höflichkeit Basiselemente des Praxisknigge, aber eben nur Teile eines ganzen, intelligenten Konzeptes für anspruchsvolle Praxen.

Im Mittelpunkt des Konzepts steht die Einsicht, dass es den einen Königsweg zum Herzen des Patienten nicht geben kann. Vielmehr besteht ein Erfolgskonzept aus vielen kleinen Bausteinen, die erst in der Summe und in der damit entstandenen und so nicht kopierbaren Einzigartigkeit zu einem Ganzen werden, das den entscheidenden Vorsprung im Wettbewerb ausmacht.

So sind es viele „little Diamonds" die erst zusammen die Leucht – und Strahlkraft der Praxis entwickeln, die Patienten auf sie aufmerksam machen. Es sind viele nützliche und herzliche Kleinigkeiten, die auch anspruchsvollste Patienten von der Praxis überzeugen. Zusammen mit einer hohen Behandlerqualität bietet das Praxisknigge – Servicekonzept eine unnachahmliche Positionierungsmöglichkeit, die jede Praxis unverwechselbar macht.

Es sind diese Kleinigkeiten, die Softskills, die dafür sorgen, dass der Patient die Behandlerqualität überhaupt wahrnimmt.

Lassen Sie sich von ebenso traditionellen wie innovativen Werten begeistern und staunen Sie, wie aktuell der „gute alte Knigge" immer noch ist.

Ihre Sybille David

Inhalt

Wer war eigentlich Adolph Freiherr Knigge?

Adolph Freiherr Knigge (1752–1796) war ein Freigeist, dem „Höflinge, Hofschranzen und das ganze Hofgeschmeisse" (Zitat aus seinem Buch „Geschichte Peter Clausens") zutiefst zuwider waren. Er lebte ab 1780 in Frankfurt am Main, später in Heidelberg, um sich seinen schriftstellerischen Projekten und der Arbeit in verschiedenen Logen und Geheimbünden zu widmen. 1788 erschien die erste Ausgabe seines wohl bekanntesten Werkes „Über den Umgang mit Menschen". Knigge beabsichtigte damit eine Aufklärungsschrift für Taktgefühl und Höflichkeit im Umgang mit den Generationen, Berufen, Charakteren, die dem aufmerksamen Leser auch Enttäuschungen ersparen sollte. Man kann seine durchdachten und weltkundigen Erläuterungen sehr wohl als angewandte Soziologie würdigen. Heutzutage wird Knigge meist fehlinterpretiert und feiert als „Benimmpapst" in unzähligen Kniggebüchern, Seminaren und Ratgebern eine regelrechte Wiederauferstehung. Diese missverständliche Interpretation seines Werkes **„Über den Umgang mit Menschen"** begann bereits direkt nach Knigges Tod, indem der Verlag sein Originalwerk um „Benimmregeln" erweiterte. Außerdem ist bekannt, dass etwa alle zehn Jahre eine neue Ausgabe herausgegeben wurde – hauptsächlich mit Kleiderregeln. Heute erwartet man von einem „Knigge" meist Hinweise, wie man Rot- und Weißweingläser am gedeckten Tisch zueinander gruppiert, wie man einen Hummer zerlegt und welches Besteck wann benutzt wird. Derlei Spitzfindigkeiten überging Knigge selbst jedoch völlig. (Quelle: Wikipedia)
Sein Nachfahre Moritz Freiherr Knigge gab im Jahre 2004 in der Intention einer zeitgemäßen Adaption eine moderne Fassung des bekanntesten Werkes unter dem Titel „Spielregeln. Wie wir miteinander umgehen sollten" (erschienen bei Bastei Lübbe) heraus. Der Praxisknigge folgt dieser Tradition, Spielregeln für den Umgang miteinander – und zwar ganz präzise für Arzt- und Zahnarztpraxen – neu zu definieren. Er möchte einen Rahmen schaffen für ein wertschätzendes und kultiviertes Miteinander in der täglichen Praxis. In hunderten von Seminaren, Vorträgen und Workshops ist eine praxistaugliche Arbeitshilfe für all jene entstanden, denen die Zufriedenheit ihrer Patienten nicht reicht, sondern die Begeisterung wollen!

„Differenzieren oder verlieren" – Praxiskultur und Service

1

„In keinem Lande in Europa ist es vielleicht so schwer, im Umgang mit Menschen aus allen Klassen, Gegenden und Ständen, allgemeinen Beifall einzuernten; in jedem dieser Kreise wie zu Hause zu sein: ohne Zwang, ohne Falschheit, ohne sich verdächtig zu machen und selbst dabei zu leiden…"

Adolph Freiherr Knigge, Auszug aus
„Über den Umgang mit Menschen", Einleitung, 2.

Wer nicht auffällt, fällt weg, denn Qualität findet im Kopf des Patienten statt. Was nützt es dem kompetentesten Zahnarzt, gut zu sein, wenn niemand es weiß? Was nützt es besser zu sein, wenn andere sich besser verkaufen? Sie haben die Wahl: Differenzieren oder verlieren!

Doch wie kann sich eine Zahnarzt- oder Arztpraxis aus der Masse der Kollegen herausheben? Fachliche Positionierung ist eine Möglichkeit – aber bereits an der nächsten Straßenecke gibt es einen weiteren Kieferchirurgen, einen Implantologen, einen Kieferorthopäden. Die Positionierung hängt also nicht nur von fachlichen Kriterien ab. Es ist wichtig, dass exakt die Patienten, die Sie ansprechen möchten, Ihre Praxis attraktiv finden. Das heißt: Ihre Praxis sollte so begehrenswert für die „richtigen" Patienten sein, dass sie einen regelrechten Sog auf diese Patienten ausübt. Das funktioniert nur mit einer Kombination aus fachlicher Exzellenz und erstklassiger Servicequalität. Denn die Zeiten, in denen Patienten geduldig den Fischen im Wartezimmer-Aquarium zusahen und auf ausrangierten Esszimmerstühlen eine ebenso bedauernswerte Figur machten wie der sichtlich vernachlässigte Gummibaum in der Ecke, sind endgültig vorbei. Wer immer noch nicht wahrhaben will, dass erfolgreiche Zahnmedizin auch etwas mit Image, Marketing und der Wahrnehmung aus Sicht der Patienten zu tun hat, verschläft die Zeichen der Zeit. Patienten wägen inzwischen sehr genau ab, wem sie ihr Vertrauen und damit auch ihr Geld schenken. Als Entscheidungshilfe dienen eine wertschätzende Praxiskultur, herzlicher Service und persönliche Betreuung. Fachliche Kompetenz setzen die Patienten voraus.

Mit gutem Service punkten

Der Praxisknigge vereint in seinem Konzept beste Umgangsformen mit einem exzellenten Serviceangebot der Praxis. Alle patientenrelevanten Prozesse von der ersten Kontaktaufnahme, über den Erstbesuch in der Praxis, Diagnose, Therapie, Umgang mit Beschwerden und die Pflege der Recalldatei werden nach einem praxisindividuellen Standard verbindlich festgelegt. Damit sind Servicequalität und Außenwirkung der Praxis nicht abhängig von der Tagesbefindlichkeit der jeweiligen MitarbeiterInnen und des Arztes. Vielmehr gibt das **Knigge-Konzept** sowohl der Praxis als auch den Patienten Orientierung, was die einen zu leisten sich auferlegt haben und die anderen an Leistungen erwarten dürfen. Ziel ist es, nicht nur die Erwartungen von Patienten zu erfüllen, sondern sie zu übertreffen, weil nur das für die nötige Differenzierung im Wettbewerb sorgt. Nicht nur fachliche Exzellenz, sondern erlebbare und gelebte Serviceexzellenz müssen die Philosophie jeder Praxis sein.

In Zeiten, in denen sich nicht nur die gesetzlichen, sondern auch die privaten Krankenkassen immer mehr aus der Leistungspflicht zu entziehen suchen, Beiträge erhöhen und Erstattungsbegrenzungen vornehmen, ist es für Patient und Praxis gleichermaßen schwierig, sich an diese neuen Gegebenheiten zu gewöhnen. Auch wenn unsere europäischen Nachbarn, wie z. B. Österreich und die Schweiz, unsere Klagen nicht verstehen, weil dort der Bereich Zahnarzt und Zahnersatz traditionell von jedem Bürger selbst abgesichert werden muss, trauern wir hier noch immer den viel beschworenen ehemals „besseren Zeiten" nach.

Hierzulande fühlen sich viele Praxen von Patienten unter Druck gesetzt, wollen diese doch lieber Leistungen „auf Kasse", anstatt in die eigene Zahngesundheit zu investieren. Doch dieser Eindruck täuscht. Meine Erfahrungen aus vielen Praxisberatungen und damit verbundenen Patienten- und Mitarbeiterbefragungen ergeben ein anderes Bild. Wenn Patienten nicht für ärztliche Leistungen, die von der gesetzlichen oder privaten Krankenkasse nicht übernommen werden, begeistert werden können, hat das seine Gründe.

Die können vielfältig sein:

- Der Zahnarzt bietet seine individuellen Gesundheitsleistungen nicht überzeugend genug an, findet diese eventuell selbst „zu teuer".
- Der Patient erlebt die Praxis als durchschnittlich und verspürt wenig Lust, privatzahnärztliche Leistungen in Anspruch zu nehmen.
- Die Praxis verfügt über kein attraktives Patientenbindungskonzept. MitarbeiterInnen und Praxisleitung erfüllen nicht die Erwartungen „der Kunden" an gute Betreuung und Umgangsformen.

Die Folge: Die Praxis verliert Patienten! Eine Befragung des Deutschen Marketingbarometers ergab: 70% aller Befragten gaben „unfreundliche, ungeschickte, nicht unternehmensorientierte Teammitglieder, einschließlich der Chefs" als ursächlich für einen Praxiswechsel an.

Ganz oben auf der „Rangliste" der Gründe standen die Gleichgültigkeit des Personals mit 33%, gefolgt von wiederholten Fehlern (21%), ungenügenden Auskünften (13%), Unhöflichkeit (11%) und nicht eingehaltenen Zusagen (8%). Zu hohe Preise und schlechte Qualität gaben lediglich 3% der Befragten als Grund an! Überrascht Sie das nicht?

No emotions, no money

Sind es also die „weichen Faktoren", wie Umgangsformen, Herzlichkeit, Authentizität, Service, Termine etc., die darüber entscheiden, ob aus einem ersten Patientenkontakt eine verlässliche Bindung wird, die über Jahre Bestand hat? Die Antwort lautet bedingungslos: Ja!. Es lohnt sich also für jede Praxis, täglich neu am eigenen Service- und Betreuungskonzept zu arbeiten. Patienten wechseln meist nicht mit Getöse und lautstarken Beschwerden den Zahnarzt, sondern bleiben einfach weg. Und diesem „leisen Wegschleichen" gilt es aktiv vorzubeugen – und zwar mit dem Praxisknigge. Es sind die guten Gefühle, z. B. das Gefühl des Verstanden werdens, das Eingehen auf die individuellen Bedürfnisse, die spürbare Herzlichkeit, die Patienten letztendlich zum Fan der Praxis machen.

Wenn Patienten über Preise diskutieren, fehlt ihnen vielleicht lediglich Wertschätzung und Respekt seitens der Praxis. Auch lange Wartezeiten, ungeschicktes Verhalten des Personals oder eine mangelnde Kommunikationskultur führen dazu, dass Patienten Zuzahlungen ablehnen. Manchmal werden Zusatzleistungen auch gar nicht angeboten, weil der Zahnarzt vermutet, dass Patienten an Privatleistungen schlichtweg kein Interesse haben. Doch aufgrund einer bloßen Annahme auf das Anbieten einer hochwertigen Versorgungsform zu verzichten, ist wirtschaftlich unklug.

Natürlich ist es leichter, für mangelnde Zuzahlungsbereitschaft „die Umstände" verantwortlich zu machen. Doch was, wenn Patienten genau abwägen, was sie für ihr Geld bekommen? Dabei ist nicht zahnärztliche Qualität gemeint. Die können Patienten nicht beurteilen, soviel steht fest. Es ist das „Gesamtkunstwerk Zahnarztpraxis", das Patienten bewusst und unbewusst bewerten – und ihre Schlüsse daraus ziehen. Soll heißen: „Will die Praxis mein Geld, will ich König sein."

Der Patient muss nicht immer gleich den roten Teppich ausgerollt bekommen, den meisten reicht schon viel weniger. Ein Lächeln beim Eintreten, kurze Wartezeiten, schmerzarme Behandlung, verständliche Erklärungen und eine aussagekräftige Beratung sind wesentlich – ebenso wie das Zutrauen der Praxis, dass der Patient die Entscheidung über eine eventuelle Zuzahlung eigenverantwortlich fällen kann.

Aber um entscheiden zu können, muss dem Patienten erst einmal ein Vorschlag bzw. mehrere Alternativen dazu vorliegen. Das verlangt von der Praxis, das eigene Behandlungskonzept dem Patienten selbstbewusst und verständlich anzubieten, damit er seine Entscheidung treffen kann.

Klingt einfach, wird aber allzu oft nicht beherzigt. Und genau hierauf zielt das Praxisknigge-Konzept: auf eine gleichbleibende Ablaufqualität und Systematik in allen Bereichen des Praxismanagements. Das bietet dem Patienten die nötige Orientierung, schafft Vertrauen und sorgt am

Ende für langjährige Patiententreue, sowie für eine gesunde wirtschaftliche Basis der Praxis.

Der Patient muss verstehen, fühlen, begreifen, warum er zuzahlen muss, warum es Sinn macht, in die eigene Mundgesundheit zu investieren.

Den Vertrauensvorschuss Ihrer Patienten nutzen

Bewiesen ist: Patienten kommen mit einem hohen Vertrauensvorschuss in eine Zahnarzt-/Arztpraxis. Das belegen Umfragen. Rund 91% sind mit ihrem Zahnarzt „zufrieden“ bzw. „sehr zufrieden“. Das ergab eine bevölkerungsrepräsentative Umfrage des Instituts für Demoskopie Allensbach (IfD) in Zusammenarbeit mit dem Institut der Deutschen Zahnärzte (IDZ), deren Ergebnisse im Januar 2012 von der KZBV veröffentlicht wurden. „Die Zahnarztbindung in der Bevölkerung ist außerordentlich hoch, 90% der Patienten gehen immer zu dem selben Zahnarzt“, so die Studie. 87% der Befragten geben an, „großes Vertrauen“ in ihren Zahnarzt zu haben. „Die Ergebnisse sind ein Indiz dafür, dass die Qualität der Behandlung und der Service in den Praxen stimmen und eine Bestätigung dafür, dass die Zahnärzteschaft in der Bevölkerung insgesamt über ein positives Ansehen verfügt.“

Anders ausgedrückt: Patienten vertrauen Ihrer (zahn-)ärztlichen Kompetenz, noch bevor Sie Ihre Praxis aufgesucht haben. Jetzt kommt es darauf an, was Sie daraus machen! Nutzen Sie den Vertrauensvorschuss Ihrer Patienten für sich. Wichtig ist aber auch, dass Sie „die richtigen“ Patienten zufriedenstellen. Hier ein Beispiel.

Bericht aus der Praxis

Eine Praxis erzielt regelmäßig hohe Zufriedenheitswerte in durchgeführten Patientenbefragungen. Die wirtschaftliche Situation der Praxis ist jedoch angespannt, die Zufriedenheit der MitarbeiterInnen niedrig. Häufige Personalwechsel führen zu Unruhe im Team und schaden dem Image der Praxis. Ein Widerspruch? Keineswegs. In der besagten Praxis hat sich eine hohe Zufriedenheit in Patientenkreisen entwickelt, die das Behandlungskonzept nicht akzeptieren, kaum Zuzahlungen leisten, häufig unpünktlich erscheinen und sogar Behandlungen noch vor deren Beendigung abbrechen. Um dann irgendwann mit Schmerzen unangemeldet in der Praxis zu erscheinen und auf schnelle Hilfe hoffen, die sie in dieser Praxis auch wirklich bekommen. Ein völlig überfordertes Team und ein resignierter Behandler lassen die Praxis – ohne es selbst zu bemerken – von diesen Patienten steuern. Weder der eigene Anspruch an konzeptionelle Zahnmedizin des Behandlers wird erfüllt, noch die Qualität der Patientenbeziehungen ist so, wie die Praxis sich das erwünscht. Mangelnde Höflichkeit vieler Patienten gegenüber den Mitarbeitern der Praxis macht den Umgang mit diesen Patienten auch für das Team zu einer unangenehmen Aufgabe. Jeder Tag ist geprägt von Chaos und Unpünktlichkeit, der häufige Personalwechsel spricht eine eigene Sprache. Die einzigen, die zufrieden sind, sind die Patienten. Auch bei unpünktlichem Erscheinen schaffen sie es regelmäßig, das Bestellsystem der Praxis auszuhebeln und eine sofortige Behandlung regelrecht zu erzwingen. Die schlechte Zuzahlungsakzeptanz geht einher mit einer noch schlechteren Zahlungsmoral, die von der Praxis nur sehr inkonsequent geahndet wird. Ein Paradies für unzuverlässige Patienten, die deshalb der Praxis hohe Zufriedenheitswerte bescheren.

Leider ist dieses Szenario kein Einzelfall.

! Der Praxisknigge-Tipp:

Nur wer die „richtigen" Patienten anspricht, wird eigene Qualitätsansprüche befriedigt sehen und eine harmonische und wirtschaftlich erfolgreiche Praxisführung erreichen. Festzuhalten bleibt also: Auch eine Patientenbefragung mit hohen Zufriedenheitswerten muss kritisch geprüft und interpretiert werden, um die Praxis nicht in trügerischer Sicherheit zu wiegen. Die „richtigen Patienten" findet jede Praxis leicht, wenn im Vorfeld ein konkretes Wunschpatientenprofil entwickelt worden ist und das gesamte Praxismanagement auf die Bedürfnisse dieser Wunschpatienten abgestimmt wird. Im Verlauf des Buches erfahren Sie mehr über die Gewinnung von Wunschpatienten und aktive Patientensteuerung.

„Besser geht immer" – Qualität und Service erlebbar machen

2

„Strebe nach Vollkommenheit, aber nicht nach dem Scheine der Vollkommenheit und Unfehlbarkeit! Die Menschen beurteilen und richten dich nach dem Maßstabe Deiner Forderungen…"

Adolph Freiherr Knigge, Auszug aus
„Über den Umgang mit Menschen", I ,1.2.

In diesem Kapitel möchten wir uns nochmals gezielt dem Thema „Qualität + Service" widmen. Denn wenn Sie mit gutem Service bei Ihren Patienten punkten und auch fachlich kompetent sind, dann erhalten Sie dafür nicht nur hohes Vertrauen und damit verbundene Weiterempfehlungen – Ihre Patienten werden auch viel eher bereit sein, Geld für Privatleistungen zu investieren.

Ein weiterer wichtiger Erfolgsfaktor liegt darin, die individuell angemessene Anzahl von „Wunschpatienten" zu finden und dauerhaft binden zu können. „Ich kann mir meine Patienten doch nicht aussuchen, schließlich bin ich Vertragszahnarzt" werden Sie jetzt sagen. „Doch, Sie können!" Patienten kommen nicht über eine Praxis wie ein Tsunami, oder ein laues Windchen – Patientenzulauf lässt sich steuern. Mit dem hier vorgestellten Praxisknigge-Konzept müssen Sie nicht mehr täglich der Dompteur einer wilden Meute sein, um am Ende dennoch festzustellen, dass das Ergebnis weit von Ihren Vorstellungen abweicht. Das ist frustrierend und führt langfristig zu Resignation und Verdruss. Das ganzheitliche Knigge-Konzept setzt auf Service, persönliche Betreuung, Herzlichkeit, Wertschätzung, Professionalität und gleichbleibende Qualität. Im Mittelpunkt steht immer der Mensch (Zahnarzt, Patienten, Team). Was bedeutet das konkret?

Der Gummibaum im Wartezimmer als Qualitätssurrogat für Patienten

Wie bereits mehrfach erwähnt, beurteilen Patienten eine Praxis nach eigenen Kriterien, z. B., wie man mit ihnen als Mensch und „Kunde" umgeht. Dazu gehört beispielsweise die Länge der Wartezeit, das Betriebsklima, oder wie professionell Team und Praxisleitung zusammen arbeiten. Und vielleicht auch, wie vital der Gummibaum im Wartezimmer aussieht und wie gepflegt die Patiententoilette sich zeigt. In der Summe bilden diese vermeintlichen Kleinigkeiten den entscheidenden Unterschied im Wettbewerb, den Sie durch das systematische Knigge-Service-Konzept für sich entscheiden können.

Serviceexzellenz ist heute eine Währung, die sich für Ihre Praxis langfristig auszahlt. Gepaart mit zahnärztlicher Top-Qualität wird daraus ein Praxiskonzept mit wirtschaftlicher Erfolgsgarantie.

Attraktivität ist anziehend

Ein nicht zu unterschätzender Erfolgsbaustein ist die Außenwirkung Ihrer Praxis. Ein aktives Empfehlungsmanagement, eine gut gepflegte Webseite, regelmäßige PR, dazu ein perfektes Praxismanagement sowie persönliche Atmosphäre sind Faktoren, die Ihrer Praxis ein attraktives Image in der Öffentlichkeit geben. Verfügen Sie dann noch über ein motiviertes Team, dem das Wohl der Patienten und das Wohl der Praxis am Herzen liegt, erzeugen Sie einen Sog, der immer mehr Wunschpatienten anzieht und unerwünschte Patienten zwangsläufig weniger werden lässt – oder in Wunschpatienten umwandelt.

Ein Logenplatz im Kopf des Patienten

Die Frage, die wir uns stellen müssen, lautet also: Wie kommt zahnärztliche Qualität im Bewusstsein des Patienten an? Über welche Kanäle wird exzellente Behandlerqualität vom Patienten wahrgenommen? Dass der Patient mit einem Vertrauensvorschuss in die Praxis kommt, haben wir bereits gesagt. Ein neuer Patient ist also per se schon gewillt, eine Beziehung, auch eine längerfristige, mit seinem neuen Zahnarzt oder Arzt einzugehen.

Was er unmittelbar wahrnimmt, sind Service und Betreuung, Sauberkeit, Ambiente, Abläufe und der Umgang des Teams miteinander. So steht die Servicequalität ganz besonders auf dem Prüfstand, weil der Patient darüber die gesamte Praxis, einschließlich ihrer zahnärztlichen Qualität, beurteilt.

Der Patient – Ihr größer Fan

Es geht also darum, Patienten von der Einzigartigkeit der Praxis zu überzeugen und sie zu treuen Fans der Praxis zu machen – und das dauerhaft. Bedarf es dazu plakativer Werbung, oder der ständigen Penetration durch auffälliges Praxismarketing? Ich meine: nein. Es genügt, ein auf die wirklichen Bedürfnisse des Patienten ausgelegtes Service- und Betreuungskonzept, das von ehrlichen und offenen Marketingmaßnahmen begleitet wird und den Patienten menschlich und qualitativ überzeugt. Das hier vorgestellte Konzept „Praxisknigge" ist ein solches Konzept. Und das dürfen Sie nach außen ruhig kommunizieren. Schließlich sollten neue Patienten wissen, dass Sie die hohe Kultur des Service, der Dienstleistung und der Leidenschaft für Ihren Beruf pflegen. Ihr Marketingkonzept heißt „Der Praxisknigge". Die einfache und klare Botschaft lautet: „Bei uns ist der Patient König." Sie werden sehen, das spricht sich schnell herum und man wird Sie weiterempfehlen, sofern diese Versprechungen für den Patienten spürbar sind – und das bei jedem Besuch. Und Empfehlungen sind das beste und kostengünstigste Marketing überhaupt.

Der Praxisknigge weiß, was Patienten erwarten

Die Knigge-Praxis weiß, was Patienten erwarten und stimmt Service und Betreuung darauf ab. Alle Serviceprozesse der Praxis unterliegen einer ständigen Weiterentwicklung, neue Erkenntnisse und Bedürfnisse der Patienten werden systematisch in das Konzept integriert. Das bringt einen kontinuierlichen Verbesserungsprozess in Gang, der dafür sorgt, dass die Praxis sich weiterentwickelt und niemals Stillstand einkehrt. Denn: „Stillstand ist Rückschritt." Oder wie der Unternehmer Philip Rosenthal sagte: „Wer aufhört besser zu werden, hat aufgehört, gut zu sein."

> ! **Der Praxisknigge-Tipp:**
> *Lassen Sie eine oder mehrere Mitarbeiterinnen zu Service-Coaches ausbilden.*
> *Infos unter www.praxis-knigge.de*

Praxisknigge – Was heißt das genau?

Doch genug der Theorie, übertragen wir das Konzept doch gleich auf den Praxisalltag. Dieser würde sich in einer Knigge-Praxis wie folgt darstellen: Das Praxisknigge-Team hört genau hin, was Patienten wünschen. Es werden regelmäßige Patientenbefragungen durchgeführt, um zu wissen, wie „die Kunden" das Praxismanagement beurteilen – objektiv und anonym, dadurch konstruktiv und wertvoll. Die Ergebnisse der Befragung sind dem gesamten Team zugänglich und werden gemeinsam ausgewertet, um bei Bedarf korrektive, bzw. optimierende Maßnahmen einleiten zu können.

Unterstützt werden die Zufriedenheitsmessungen mit individuell auf die Praxis abgestimmten Kennzahlen, wie z. B. „Wiederkehrquote", „Empfehlungsquote" etc. Mit diesen einzigartigen Servicekennzahlen, die in dieser Form speziell für den Praxisknigge entwickelt wurden, steht den Praxen eine intelligente, zuverlässige und aussagekräftige Evaluierungsmethode zur Verfügung.

Geiz ist OUT – Großzügigkeit ist IN

Ein weiterer Erfolgsparameter für langjährige Patiententreue ist Großzügigkeit. Großzügigkeit ist in einer Welt des Schnäppchenwahns, des Billigen, ein seltenes Gut geworden. Andererseits ergab eine Studie der Gesellschaft für Konsumforschung (GfK) auch im Jahr 2011 eine steigende Nachfrage nach Premiummarken. Die teuren Produkte verkörpern das Vertraute, Hochwertige, Beständige. Sind sie also vorbei, die Zeiten von „Geiz ist geil", von Schnäppchenjägern und Billigprodukten in jedem Marktsegment? Sehnen sich Konsumenten und Patienten gleichermaßen wieder mehr nach Hochwertigem, „weil sie es sich wert sind"? Fest steht: Der Trend zu mehr Qualität hält seit 2005 an. Laut GfK findet sich der höchste Anteil von Premiummarkenverwendern bei den über 60-Jährigen, dicht gefolgt von den 50-59-Jährigen. Weil diese Bevölkerungsschicht wächst, wächst auch die Nachfrage nach mehr Qualität – davon profitieren auch Praxen.

Meiner Meinung nach ist Geiz niemals geil. Das gilt für Zahnärzte, die Zahnbürsten verkaufen, anstatt sie als kleines Präsent einem lieb gewordenen Patienten zu überlassen ebenso wie für Wirtshäuser, die ihren Gästen 50 Cent für eine zusätzliche Scheibe Brot berechnen. Dabei geht es mir nicht um den Betrag an sich, sondern um die kleinkrämerische Geisteshaltung. Wie viel klüger ist es, das Preisniveau so zu kalkulieren, dass eine Scheibe Brot mehr bereits mit einkalkuliert ist. In einem guten Restaurant ist das so. Da zahlen Sie nicht nur für das Essen, sondern für das Gesamterlebnis: Freundliche Bedienung, bequeme Sitzgelegenheiten, Sauberkeit, das Gefühl, etwas Besonderes zu sein – und „ganz nebenbei" auch noch für eine wohlschmeckende Mahlzeit. Davon können sich auch Zahnarztpraxen eine Scheibe abschneiden. Viele Zahnärzte berechnen beispielsweise eine Ausfallgebühr, wenn ein Patient seinen Termin unentschuldigt versäumt. Macht es nicht mehr Sinn, die Praxis für Patienten so attraktiv zu machen, dass es erst gar nicht zu Ausfällen kommt? Dass Patienten den Termin in der Praxis wie eine Audienz beim Papst hüten, wie das Date mit dem Angebeteten schätzen und niemals auf die Idee kämen, diesen wichtigen Termin einfach sausen zu lassen!

Großzügigkeit kann auch heißen, dass den Patienten z. B. ausreichend kostenfreie Parkplätze zur Verfügung stehen, dass ein Chauffeurdienst nach umfangreichen Behandlungen selbstverständlich ist, dass der Patient auch Termine zu ungewöhnlichen Zeiten wahrnehmen kann, dass die Zahnersatzberatung um die Technikinformation durch den Zahntechniker aufgewertet wird, ohne dass zusätzliche Kosten für den Patienten entstehen und vieles mehr. Ihrem Ideenreichtum sind hier fast keine Grenzen gesetzt.

Der bekannte Serviceforscher Leonhard L. Berry hat festgestellt, dass die besten Unternehmen eines sind: großzügig. Und zwar zu Kunden

UND Mitarbeitern. Wer großzügig ist, verschenkt nichts, sondern gewinnt. Großzügigkeit in Service, Betreuung und Mitarbeiterführung ist eine Steigerung der Qualität und damit eine klare Wettbewerbsdifferenzierung. Serviceerlebnisse wie z. B. auf Patientenwünsche abgestimmte Termine, Overnight-Reparatur-Service ohne Aufschlag, kostenfreie Parkplätze auch in begehrter Innenstadtlage etc. beeindrucken die „richtigen" Patienten und vertiefen die Bindung Patient-Arzt einmal mehr. Wenn der Patient spürt, dass die Serviceleistungen der Praxis dazu dienen, den Komfort beim Besuch der Zahnarztpraxis zu erhöhen, dass bei den Serviceangeboten der Praxis wirklich auf seine Bedürfnisse eingegangen wird, bleibt er der Praxis lange treu und empfiehlt sie gerne weiter. Nachfolgend hierzu eine kleine Geschichte.

Bericht aus der Praxis

Bei Seminaren für das Heinrich-Hammer-Institut in Kiel wurde ich immer wieder in einem kleinen Familienhotel einquartiert. Obwohl meine Besuche dort immer sechs Monate auseinander lagen, hatte ich jedes Mal das Gefühl, im Hotel bekannt zu sein und erwartet zu werden. Als ich einmal mehrere Tage im Hotel verbrachte, nutzte ich die Tage zwischen den Vorträgen, um im Hotelzimmer zu arbeiten. Als die Reinigungskraft mich bei der Arbeit „erwischte", brachte sie mir wenig später eine Kanne Tee und einen Teller mit frischem Obst – als „Aufmerksamkeit des Hauses". Natürlich fand ich weder Tee noch das Obst später auf meiner Rechnung wieder. Beim nächsten Besuch im Hotel fand ich einen kleinen Aufsteller auf meinem Kopfkissen. Man konnte im Hotel zu jeder Tages- und Nachtzeit heiße Getränke wie Kaffee, Tee, Kakao bekommen – ohne Berechnung. Da ich wusste, dass nachts nur der Nachportier anwesend war, fragte ich diesen bei nächster Gelegenheit, wie das denn überhaupt zu schaffen sei. Er schmunzelte und verriet mir, dass dieser Service alle Gäste über die Maßen beeindrucke, dass aber so gut wie noch nie ein Kaffee oder Tee zur „Unzeit" verlangt wurde. Möglich sei es aber jederzeit, auch um 3.00 Uhr nachts, versicherte er mir glaubhaft.

Wer es ausprobieren möchte: *www.kieler-kaufmann.de*

Service als Marketinginstrument

Service heißt, ein leidenschaftlicher Diener zu sein, kein leidender Knecht. Gerade dann, wenn ein Unternehmen/eine Praxis dem Patienten ein Serviceversprechen gibt, muss dieses von den MitarbeiterInnen sichtbar fröhlich und gerne eingelöst werden. Stöhnt der Kofferträger beim Tragen des Gepäcks, beschwert sich der Taxifahrer über das Fahrziel, das nur wenige hundert Meter vom Startpunkt entfernt liegt, fehlt es der zahnärztlichen MitarbeiterIn an Elan und Esprit, wenn sie dem Patienten die Rechnung mehrfach kopieren muss, so hinterlässt das beim Gast bzw. Patienten einen denkbar schlechten Eindruck. Der Patient spürt, ob sein Wunsch gerne erfüllt wird oder nicht und wird dies bei nächster Gelegenheit in Form von Nichtakzeptanz einer Zuzahlung o. ä. „ahnden".

Authentischer Service, der allen Freude macht und leidenschaftlich ausgeübt und dabei nicht als lästige Pflicht erlebt wird, kommt in den Herzen und Köpfen der Patienten an. Kein ständiges Dauerlächeln (Hach, was sind wir freundlich), kein aufgesetztes Interesse (aber: Wann ist endlich Feierabend?), keine auswendig gelernten Phrasen, sondern echtes Interesse am König Patient. Das zahlt sich aus – für Patient und Praxis. Vera F. Birkenbihl meint in ihrem Buch „Birkenbihl on Service": „Kostet besserer Service wirklich mehr Geld? Falsch...Service ist kein Kostenfaktor, sondern das beste Marketinginstrument, das Sie je kennenlernen werden..."

▶ PRAXISKNIGGE KONKRET

Der Praxisknigge liefert die Grundlage für eine leidenschaftliche Praxiskultur, in der Qualität, Service und Betreuung gelebt und geliebt werden. Dabei motiviert der Ratgeber auch das zahnärztliche Team, und verankert den Servicegedanken in den Herzen und Köpfen der MitarbeiterInnen und der Patienten. Darüber hinaus zeichnet sich eine Knigge-Praxis durch ein fröhliches und humorvolles Betriebsklima aus. Die Freude am Service und an der täglichen Arbeit ist spürbar und verbreitet eine Wohlfühlatmosphäre, die alle Patienten überzeugt und die Praxis unverwechselbar macht. Es ist selbstverständlich, dass das Miteinander in einer solchen Praxis von Wertschätzung und Respekt geprägt ist. Man geht achtsam miteinander um, nimmt den anderen so an, wie er ist, verfolgt jedoch unbeirrt und leistungsbereit die gemeinsamen Ziele. Praxisknigge heißt nicht, ein „bisschen auf Service zu machen", Praxisknigge heißt, sich fachliche und wirtschaftliche Ziele zu stecken und sie gemeinsam zu erreichen. Daher bleiben neben weichen Faktoren auch harte Faktoren wie Finanzen, Risikomanagement etc. nicht unberücksichtigt. Das Praxisknigge-Konzept vereint menschliche Zufriedenheit mit wirtschaftlichem Erfolg. Dafür muss der Praxisknigge-Service jedoch beständig sein und darf nicht bereits beim Ausfall einer einzigen MitarbeiterIn versagen.

„Die Flucht der Nilpferde" – Was der Patient erwartet und was ihn stört

3

„Keine Regel ist so allgemein, keine so heilig zu halten, keine führt so sicher dahin, uns dauerhaft Achtung und Freundlichkeit zu erwerben, wie die: unverbrüchlich, auch in den geringsten Kleinigkeiten, Wort zu halten, seiner Zusage treu und stets wahrhaftig zu sein in seinen Reden..."

Adolph Freiherr Knigge, Auszug aus
„Über den Umgang mit Menschen", I, 1.14.

Wer bis hierher gelesen hat, findet sicher alles plausibel und stimmt den Ausführungen zu, doch alle Theorie ist grau, auch wenn sie sich bunt und verlockend liest. Die Stunde der Servicewahrheit schlägt, wenn der Patient Kontakt mit Ihrer Praxis aufnehmen möchte und zum Beispiel im Internet nach „Zahnarzt Hamburg", „Zahnarzt Hessen", „Implantologe", „Kinderzahnarzt" etc. sucht. Wird Ihre Praxis gefunden, so dass der suchende Patient direkt mit Ihnen Kontakt aufnehmen kann? Und erfüllen sich die blumigen Versprechungen Ihrer Webseite auch wirklich, wenn er in Ihrer Praxis erscheint?

So wirbt zum Beispiel eine Zahnarztpraxis auf ihrer Webseite mit „ruhiger, entspannter Atmosphäre und asiatischer Gelassenheit" – was sehr gut klingt. Als ich im Rahmen meiner Praxisanalyse einen ersten Live-Check in der Praxis durchführte, suchte ich diese Ruhe und Gelassenheit allerdings vergeblich. Umgangsformen und Ambiente der Praxis waren nicht zu beanstanden. Das Team trug jedoch Holzclogs und eilte mit einer unverständlichen Hektik über das Echtholzparkett, was sich zeitweise wie die Flucht einer ganzen Nilpferdherde anhörte. Zwar ist eine gewisse dynamische Grundhaltung in einer Zahnarztpraxis durchaus positiv, Dynamik in Holzpantinen sendet jedoch die falschen Signale.

„Wenn du es eilig hast, gehe langsam"

Mit diesem Zitat von *Lothar Seiwert* ist alles gesagt. Nicht hektische Geschäftigkeit, sondern strukturierte und aufeinander abgestimmte Prozesse führen zur Zufriedenheit aller. Ein Zen-Gärtchen ist angenehm, hochwertige Materialien ansprechend, aber die Versprechungen der Praxis müssen vom gesamten Team eingehalten werden, sonst schwächelt Ihre Glaubwürdigkeit.

Im Praxisalltag gibt es viele weitere wichtige „Servicemomente": das erste Telefonat eines Patienten mit Ihrer Praxis, der erste Besuch, aber auch der Beschwerdefall. Nicht selten entscheiden solche „Servicemomente" über die Beendigung oder Weiterführung einer Zahnarzt/Arzt-Patientenbeziehung.

Folgend beleuchten wir alle patientenrelevanten Praxisprozesse unter dem Aspekt der geforderten Knigge-Servicestandards. Dabei stehen die Authentizität und Umsetzung Ihrer Serviceversprechen auf dem Prüfstand, also die Servicewahrheit. Die folgenden Beispiele für Serviceoptimierung sind nicht erfunden, sondern die „besten" Erlebnisse aus mehr als 20 Jahren Praxisberatung.

Überrumplungsmanöver unerwünscht – Der Patient will frei entscheiden

Bericht aus der Praxis

Der Schwiegersohn einer Freundin erhielt kürzlich nach dem Besuch beim Zahnarzt eine Rechnung über 120 Euro und wusste gar nicht warum.
Er wurde weder vor der Behandlung aufgeklärt, dass er zwei zuzahlungspflichtige Füllungen erhalten sollte, noch musste er eine Mehrkostenvereinbarung unterschreiben. Was nun?

Wer zahlen muss, will auch wählen. Nicht dass der junge Mann zahlungsunwillig ist, aber so übergangen verspürt er dazu verständlicherweise keine große Lust. Ein überrumpelter Patient wird die Praxis nicht mehr aufsuchen, die Enttäuschung ist zu groß. Und: An jedem Patienten „hängen“ weitere Patienten. An diesem jungen Mann eine Ehefrau, demnächst Kinder, Geschwister, Eltern, Schwiegereltern, Großeltern, usw. Ebenfalls nicht zu unterschätzen sind soziale Netzwerke wie beispielsweise Facebook, wer-kennt-wen.de, Xing oder Twitter u.ä.

Die Story des Schwiegersohns kennen inzwischen Hunderte, wenn nicht sogar Tausende, da er direkt nach Erhalt der Rechnung die Geschichte bei Facebook veröffentlicht hat. Der einzige, der die Story wahrscheinlich nicht kennt, ist der Zahnarzt.

Auch wenn es zugegebenermaßen in jeder Praxis Patienten gibt, die nur wenig bis gar keine Möglichkeit haben, in zahnärztliche Gesundheit aus eigener Tasche zu investieren, so belegen aktuelle Marktforschungszahlen zur Kaufkraft der Deutschen (z. B. GFK Geo Marketing), dass die überwiegende Zahl der Bürger durchaus in der Lage ist, hochwertige zahnärztliche Therapiekonzepte als lohnende Investition in die eigene Gesundheit zu sehen.

Die Knigge-Praxis hat sowohl für kaufkraftstarke Patientengruppen die richtigen Behandlungskonzepte als auch für kaufkraftschwache. Im wirtschaftlichen Kontext gesehen ist es jedoch wichtig, die Anzahl der investitionsbereiten Patienten kontinuierlich zu steigern und diese Zielgruppe langfristig zu binden. Auf diese Weise kann die Praxis auch einen verträglichen Prozentsatz von Patienten, die sich kaum Zuzahlungen leisten können, behandeln.

Denn als Vertragszahnarztpraxis gehört die Behandlung von Patienten mit Wunsch nach reinen Kassenleistungen einfach zum Alltag dazu und ist auch ethisch-moralisch eine Verpflichtung.

Gefällt mir – gefällt mir nicht: Die Macht des WWW

Nimmt man in Zeiten von Empfehlungsportalen und sozialen Netzwerken an, dass unzufriedene Patienten Ihrem Unmut nicht nur im persönlichen Umfeld Luft machen, sondern ihre Enttäuschung in die ganze Welt hinaus „twittern“, kann sich jeder selbst ausrechnen, welchen Flurschaden Negativerlebnisse in der Praxis anrichten können. Mancher Mediziner weiß gar nicht, dass er in Bewertungsportalen gelistet ist. Jeder Arzt/Zahnarzt sollte daher hin und wieder Eigenrecherche im Netz betreiben und gängige Bewertungsportale kontinuierlich im Blick behalten, wie das nachfolgende Beispiel deutlich macht.

Bericht aus der Praxis

Bei einem meiner Seminare war das Ziel der beteiligten Ärzte, sich gemeinsam als Gruppe im Rahmen eines Qualitätszirkels über Praxisknigge-Serviceexzellenz zu positionieren. In der Pause nahm mich einer der Zahnärzte zur Seite, um mich um Rat zu fragen. Ein beteiligter MKG-Chirurg sei bei seinen und den Patienten der anderen Kollegen nicht beliebt. Angeblich gehe es in dessen Praxis recht ruppig zu, von Service und Betreuung sei die Praxis noch weit entfernt. Fachlich jedoch sei der Kollege tadellos. Ich informierte mich im Internet über die MKG-Praxis. Er verfügte über keine eigene Homepage, ich fand jedoch einiges über ihn in diversen Bewertungsportalen. Die Bewertungen waren nicht eben schmeichelhaft, in einigen Fällen sogar rufschädigend. Als ich die Praxis informierte, fiel der Arzt aus allen Wolken – er hatte keine Ahnung, dass er in solchen Portalen auffindbar war.

„Der Chef ist auf dem Klo" – Die Kunst der positiven Kommunikation am Telefon

4

„Hüte Dich, aus einem Hause in das andre Nachrichten zu tragen, vertrauliche Tischreden, Familiengespräche, Bemerkungen (...) und dergleichen, auszuplaudern! Wenn dies auch nicht eigentlich aus Bosheit geschieht, so kann doch eine solche Geschwätzigkeit Misstrauen gegen Dich und allerlei Zwist und Verstimmung veranlassen."

„Adolph Freiherr Knigge, Auszug aus
„Über den Umgang mit Menschen", I, 1.30.

In der ärztlichen und zahnärztlichen Praxis gibt es die Schweigepflicht, die auch und gerade für pikante Details gelten sollte. Eine professionelle und der Situation angepasste Kommunikationsfähigkeit sind Basisanforderungen an jede Mitarbeiterin einer Praxis.

Bericht aus der Praxis

Beim Anruf in einer Zahnarztpraxis wollte ich den Behandler persönlich sprechen. Die Helferin am Telefon begrüßte mich mit einem freundlichen „Guten Morgen, was kann ich für Sie tun?". Nachdem sie meine Frage gehört hatte, murmelte sie leise vor sich hin: „...der Chef, hm, wo is'n der jetzt, ist der nicht gerade hier vorbeigelatscht?", um mir anschließend wieder in professionellem Tonfall mitzuteilen, dass sie einmal nachfragen werde, wo der Chef sich gerade befinde. Sie hielt daraufhin die Sprechmuschel leidlich zu, was einen mittleren Hörschock bei mir verursachte, weil sie versehentlich einen massiven Ring auf das Mikrofon knallte. Dabei rief sie lautstark durch die ganze Praxis: „Weiß jemand, wo der Chef gerade ist?" Nachdem Sie die Frage dreimal, jeweils mit ansteigender Lautstärke wiederholt hatte, schallte aus irgendeiner Ecke der Praxis: „Der Chef ist auf dem Klo." Ich erwartete nun, dass die obligatorische Antwort für mich heißen würde, „der Chef ist momentan in einer Behandlung/Besprechung" o. ä. Fassungslos vernahm ich jedoch, wie die Rezeptionsmitarbeiterin am anderen Ende der Leitung mir sichtlich erheitert mitteilte, „der Chef ist gerade auf dem Klo" und dann kichernd hinzufügte „das muss ja schließlich auch mal sein."

Serviceexzellenz zeigt sich also auch in solch alltäglichen Situationen. In der Knigge-Praxis wird deshalb Wert auf eine positive Kommunikationskultur gelegt. Wer mit Patienten zu tun hat, repräsentiert die Praxis – bewusst und unbewusst. Was soll ein Patient vom Verlauf eines soLchen Gesprächs halten? Im schlimmsten Fall zieht er Rückschlüsse von der mangelnden Kommunikationsfähigkeit auf die zahnärztliche Qualität der Praxis, was zu völlig falschen Einschätzungen führen kann.

▶ PRAXISKNIGGE KONKRET

Telefonprofis messen dem Telefonat eine ganz besondere Bedeutung zu. In der Knigge-Praxis finden deshalb regelmäßig Telefonschulungen des gesamten Teams statt. Hierbei werden für verschiedene Standardsituationen vertretbare Standardantworten entwickelt, z. B. wenn jemand den Behandler persönlich sprechen möchte. Die meisten Behandler möchten nicht während einer Behandlung durch ein Telefonat gestört werden. Knigge-Praxen verzichten ausnahmslos darauf, Behandler während der Sprechzeiten an das Telefon zu rufen. Anrufer erhalten stattdessen folgende Standardantworten, die Sie natürlich noch erweitern können:

- Herr Dr. XY ist gerade in Behandlung und kann nicht gestört werden.
- Frau Dr. XY operiert gerade, ich möchte Ihnen jedoch gerne weiterhelfen.
- Herr/Frau Dr. XY ruft Sie gerne zurück, wenn Sie bereits mir sagen, um was es geht.

„Der Doktor ist heute schon voll"

Diesen Satz hört so manch bedauernswerter Patient, wenn er noch am gleichen Tag einen Termin in der Praxis seines Vertrauens haben möchte. Abgesehen von der doppeldeutigen Komponente, hören empfindsame Patienten hinter diesem Satz die Botschaft heraus: „Heute haben wir keine Zeit mehr für Dich, heute bist Du nicht willkommen!"

Praxisknigge-Profis wissen um die Wirkung, die eine solch unbedachte Aussage auslöst.

Besser ist die Aussage: „Heute kann ich Ihnen keinen Termin mehr anbieten – aber morgen Nachmittag um 15.00 Uhr ist es möglich, sofern Sie es einrichten können."

Versetzen Sie sich in den Patienten hinein. Ihr Patient hat ein Anliegen an Sie, das er möglichst schnell geklärt wissen möchte. Meist handelt es bei schnellen Terminerwartungen um Schmerzen oder Unannehmlichkeiten. Ihr Patient hat keine Vorstellung von Ihrem Terminplan – wie auch? Er möchte nur eine schnelle Lösung seines Problems. Und: Er traut Ihnen zu, diese Lösung herbeizuführen. Aus Sicht des Patienten eine durchaus legitime Erwartung. Was Ihr Patient nicht wissen kann ist, dass Sie vielleicht gerade an diesem Tag schon mehrere unvorhergesehene Terminanfragen managen mussten. Ein typisches Szenario: Der Chef hat schon merklich schlechte Laune, die regulär bestellten Patienten müssen lange warten, der Feierabend rückt näher und noch ist kein Ende in Sicht. Dazu werden gerade die Instrumente knapp und eine MitarbeiterIn musste wegen Kreislaufproblemen nach Hause gehen. Demgegenüber steht nun der Wunsch eines Patienten, noch heute einen Termin zu bekommen.

▶ PRAXISKNIGGE KONKRET

Natürlich wird der Patient erst einmal herzlich begrüßt und willkommen geheißen – auch dann, wenn Sie schon wissen, dass der Patient gerade das schier Unmögliche von Ihnen verlangt. „Frau Weber, was ist denn passiert, dass Sie so schnell einen Termin benötigen?" Währenddessen hat die Rezeptionsmitarbeiterin längst die Patientenkartei geöffnet und so ersehen, wann die Patientin das letzte Mal da war und was gemacht wurde. Die Knigge-Praxis fragt niemals:

„Haben Sie Beschwerden?" Auf diese geschlossene Frage kann der Patient nur mit ja oder nein antworten und Sie erfahren wenig über seine wirklichen Gründe. Wenn Frau Weber eine offene Frage gestellt wird, erfährt die Rezeptionsmitarbeiterin „zwischen den Zeilen", wie dringend der Terminwunsch wirklich ist. Hat sich durch geschicktes Fragen herausgestellt, dass der Termin nicht mehr heute sein muss, könnte das Gespräch so weiter verlaufen: „Frau Weber, heute ist ein bisschen Land unter in unserer Praxis. Natürlich können Sie auch heute noch vorbeischauen, wenn Sie dies wünschen. Da ich Sie aber ungern warten lassen möchte – und das können wir heute nicht ausschließen – schlage ich Ihnen einen Termin übermorgen um 16.30 Uhr vor. Dies ist ein regulärer Termin, der Doktor hat dann genügend Zeit für Sie. Können Sie das einrichten, oder ist der Vormittag der bessere Zeitpunkt für Sie?" Auf diese Weise wird die Patientin geschickt von der Rezeptionsmitarbeiterin gesteuert. Sie erhält einen Terminvorschlag, der in das Praxisterminmanagement passt. Zugleich wird der Fokus verlagert. Jetzt steht nicht mehr zur Diskussion heute oder übermorgen, sondern nur noch übermorgen, und zwar Vormittag oder Nachmittag. Die Patientin bekommt dennoch das Gefühl, dass alles zu ihrem Vorteil gelaufen ist – was ja auch stimmt. Doch was ist, wenn es sich wirklich um einen Schmerzfall handelt, der keinen Aufschub duldet? Dann hilft alles Taktieren nichts: Der Patient darf heute noch erscheinen, auch wenn dadurch der Feierabend in immer weitere Ferne rückt.

„Da müssen Sie morgen noch mal anrufen"

Unsere Sprache birgt eine Fülle von Stolpersteinen, die unsere Kommunikation erschweren.

Dazu gehört auch das unsägliche Wort „müssen".

▶ PRAXISKNIGGE KONKRET

Vermeiden Sie Killerphrasen wie „Da müssen Sie morgen noch mal anrufen" – stattdessen sagen Sie: „Frau Fleißig wird Sie morgen um 10.00 Uhr zurückrufen." Wenig patientenorientiert klingt hingegen „Da müssen Sie morgen noch mal anrufen". Ihr Patient hat ein Anliegen, das Sie nicht sofort klären können und er muss deshalb morgen noch mal anrufen? In der Knigge-Praxis fragt man den Patienten freundlich, wann die Praxis zurückrufen darf. Das ist ein positives

Signal für den Patienten, der ja eigentlich erwartet hat, sein Anliegen direkt und jetzt klären zu können. Dass der Patient am nächsten Tag zur vereinbarten Zeit auch wirklich zuverlässig zurückgerufen wird, versteht sich natürlich von selbst. Aber keinesfalls muss der Patient sich ein zweites Mal bemühen – jetzt sind Sie dran!

„Wir haben erst im Dezember wieder freie Termine"

Wie klingt das in Ihren Ohren? Hier wird eine positive Angelegenheit, nämlich dass die Praxis sich einer hohen Nachfrage erfreut, negativ und abweisend dargestellt. Natürlich erwartet der Patient immer einen schnellen Termin und wird bei dieser Entgegnung sicher sofort streitlustig. Das unscheinbare Wörtchen „erst" macht den Termin unattraktiv für den Patienten und ihm bewusst, dass er einen Termin ganz entgegen seinen Erwartungen erhalten soll.

PRAXISKNIGGE KONKRET

Praxis: „Frau XY, ich kann Ihnen einen Termin am 15. Januar anbieten, passt Ihnen das?"

Patient: „Waaaas? Erst im Januar???" Praxis: „Oh, ich sehe, Sie möchten gerne schon früher kommen. Der einzige frühere Termin ist am 19. Dezember um 12.00 Uhr. Darf ich den für Sie reservieren?" Was ist passiert? Sie haben dem Patienten den unattraktiven Termin im Dezember als besonderen Termin „verkauft". Und das ganz ohne das Wörtchen „erst".

Lange Terminvorlaufzeiten können ein Indiz dafür sein, dass die Praxis beliebt und angesagt ist. Sie können jedoch auch ein Indiz dafür sein, dass die Praxis keine aktive Patientensteuerung betreibt. Gibt es in der Praxis ein Patientensteuerungsmodell, z. B. nach der ABC-, 5,4,3-Sterne- oder der Schiedsrichtermethode, geht man sicher, dass die Wunschpatienten der Praxis und auch Neupatienten schnelle und attraktive Termine erhalten. Alle anderen Patienten erhalten die regulären Termine. Mehr dazu später im Kapitel Patientensteuerung.

Vergeben Sie nicht automatisch den nächsten freien Termin an den nächsten Patienten. Liegt weder ein Schmerzfall noch ein anderer wichtiger Grund vor, der einen möglichst zeitnahen Termin erforderlich macht, geben Sie einen Termin, der noch 3-4 Wochen hinter dem nächst freien Termin liegt. So entstehen nach und nach zeitnahe Termine und die allgemeine Wartezeit reduziert sich merklich. Und Sie haben wieder attraktive freie Termine für Ihre Wunschpatienten.

„Eigentlich ist die Praxis schon geschlossen"

Was wollen Sie dem Patienten damit sagen? Dass er „uneigentlich" doch noch eine offene Türe vorfindet und schnell noch vorbeischauen kann? Verzichten Sie auf derlei Worte, trainieren Sie sich eine präzise und verständliche Sprechweise an.

▶ PRAXISKNIGGE KONKRET

Ist die Praxis bereits geschlossen und es werden keine Patienten mehr angenommen, sollten Sie das genau so kommunizieren. „Tut mir leid, die Sprechstunde ist für heute vorüber. Gerne vereinbaren wir einen Termin in den nächsten Tagen für Sie." Oder Sie sind zwar schon so halb auf dem Nachhauseweg, wollen aber gerade diesen Patienten nicht abweisen. „Herr XY, wir sind gerade dabei die Praxis zu schließen, aber wenn Sie in den nächsten 15 Minuten hier sein können, behandeln wir Sie gerne auch ausnahmsweise nach der offiziellen Sprechstunde noch."
Der Patient darf ruhig wissen, dass er nach der Sprechstunde anruft, er erfährt aber gleichzeitig, dass er wichtig für die Praxis ist und im Ernstfall mit der Hilfe der Praxis immer rechnen kann.

„Leider rufen Sie außerhalb unserer Sprechstunde an"

Ein Patient ruft die Praxis an – und kriegt sofort eine „Watschn" (Bayerisch für Ohrfeige).

Der Anrufbeantworter schnarrt unfreundlich: „Leider rufen Sie außerhalb unserer Sprechstunde an." Na, so was. Ist doch echt einer so unverschämt, die Praxis anzurufen – und dann noch außerhalb der Sprechstunde! Meist geht es so unfreundlich weiter: Unsere Sprechzeiten sind: Montag, Dienstag, Donnerstag von 8.00 bis 12.00 Uhr und von 14.00 bis 18.00 Uhr, Mittwoch von 9.00 bis 15.00 Uhr und Freitag von 8.00 bis 14.00 Uhr. Den zahnärztlichen Notdienst…" usw.

Das war ein ja eine ganz schön flotte Ansage. Der Patient wollte Donnerstag kommen. Wann ist Donnerstag noch mal gleich Sprechstunde? Keine Chance, ging zu schnell, alles schon wieder vergessen. Also noch mal wählen. Und konzentriert zuhören. Schön, wenn's beim zweiten Mal klappt. Achten Sie morgens auf die Anzeige Ihres Telefondisplays, Rubrik „Eingegangene Anrufe". Sind da manche Nummern mehrfach zu sehen? Das sind diese bedauernswerten Anrufer, die „leider außerhalb der Sprechstunde" angerufen haben und dem eiligen Ansagetext nicht gleich folgen konnten und nun erneut – vielleicht schon ein bisschen verärgert – anrufen müssen. Sieht so Service aus? Wohl kaum.

▶ PRAXISKNIGGE KONKRET

Wie viel netter klingt: „Herzlich willkommen in der Zahnarztpraxis Dr. XY. Gerne informieren wir Sie über unsere Öffnungszeiten. Unsere Sprechzeiten finden Sie auch auf unserer Webseite doktorzahnmeisterdotcom. Sprechzeiten sind: Montag 8.00 bis 12.00 Uhr und 14.00 bis 18.00 Uhr, Dienstag von…bis… usw. Jeden Tag einzeln in angemessener Geschwindigkeit ansagen. So kann sich der Anrufer in Ruhe Notizen zu den Sprechzeiten der einzelnen Wochentage machen und erhält freundlicherweise noch die Internetadresse der Praxis genannt, auf der er die Sprechzeiten der Praxis ebenfalls findet.

Kein Schwein ruft mich an

Wie oft klingelt das Telefon, bis der AB anspringt? In den meisten Fällen fünf Mal. Versetzen Sie sich in den Patienten hinein. Klingel, klingel, klingel, klingel – ah, immer noch kein AB dran, da sind sie wohl noch da in der Praxis. Noch mal klingel: „Sie rufen außerhalb der Sprechstunde an…" Ich sehe es förmlich vor mir, das enttäuschte Gesicht des Patienten. Die Knigge-Praxis macht das besser. Wenn der AB eingeschaltet ist, erfährt das der Patient bereits nach nur einem Klingelton. Wozu fünfmal klingeln lassen, wenn am Ende doch keiner abhebt?

Telefonalltag in der Praxis: Ein Anruf nach dem anderen, man kommt zu nichts. An der Rezeption stehen fünf Leute, das Wartezimmer ist voll, die Kollegin krank – und dann klingelt permanent das Telefon. Hier kann der Anrufbeantworter helfen. Bevor das Telefon endlos klingelt, weil alle MitarbeiterInnen gerade mit Patienten beschäftigt sind, kann, bis sich die Lage entspannt hat, eine Ansage vom Band die Anrufer informieren. Der Anrufbeantworter – ein Muss in der Knigge-Praxis!

PRAXISKNIGGE KONKRET

„Sehr geehrter Anrufer (Sehr geehrte Patienten), gerne hätten wir Ihren Anruf persönlich entgegengenommen, aber derzeit sind wir alle mit der Behandlung und Betreuung von Patienten beschäftigt. Wir rufen Sie gerne zurück, wenn Sie uns nach dem Signalton Ihren Namen und Ihre Rufnummer hinterlassen. Danke für Ihr Verständnis."

Können Sie einen Rückruf nicht gewährleisten, sollten Sie diesen professionellen Praxisknigge-Service besser nicht anbieten. Die Enttäuschung eines Patienten ist groß, wenn er das Versprechen erhält, von Ihrer Praxis zurückgerufen zu werden, dieser Rückruf dann jedoch ausbleibt.

Besser Sie besprechen den Anrufbeantworter dann so: „Sehr geehrte Patienten, gerne hätten wir Ihren Anruf persönlich entgegengenommen, aber derzeit sind wir alle mit der Behandlung und Betreuung von Patienten beschäftigt. Wir bitten Sie deshalb, es zu einem späteren Zeitpunkt erneut zu versuchen. Danke für Ihr Verständnis." Wenn möglich, geben Sie sogar noch eine ungefähre Uhrzeit an, zu der Sie dann auch wirklich persönlich am Apparat sein können. „Bitte rufen Sie zwischen 14.30 und 15.00 Uhr erneut an, dann nehmen wir Ihren Anruf gerne persönlich entgegen."

Die Hilfe eines Anrufbeantworters findet nicht immer nur Freunde. Viele Praxen lehnen es ab, die Technik zu Hilfe zu nehmen, fürchten sie doch, dass der Patient die Bandansage übel nimmt.

Doch genau das Gegenteil ist der Fall! Anstelle langen Klingelns ins Leere, erhält der Patient schnell die gewünschte Information und weiß, wann er wieder anrufen kann. Der Vorteil für die Praxis liegt ebenfalls auf der Hand. Keine Behandlungsunterbrechungen durch Telefonate, Information von Patienten bei personellen Engpässen – höchstmöglicher Service trotz eingeschränkter Ressourcen. Nicht perfekt, aber perfekt gelöst.

Terminvereinbarung oder Telefonsex?

Ein Patient ruft an, möchte einen neuen Termin. Die MitarbeiterIn am Telefon holt erst einmal tief Luft, was sich am anderen Ende der Leitung wie ein tiefes Stöhnen anhört. Oder wie „Oh Mann, schon wieder so ein Störenfried!" Man kann nicht nicht kommunizieren (Paul Watzlawick), nicht einmal am Telefon. Was hört Ihr Patient? Wahlweise hektisches Blättern oder nicht minder hektisches Tippen auf einer Tastatur. Und dazu immer wieder diese Stöhnlaute, schweres Luftholen durch die Nase, verzweifelte Brumm- und Grunzlaute, seufzen. Versetzen Sie sich in den Patienten am anderen Ende der Leitung. Was empfindet er bei derlei Geräuschen? Er spürt förmlich die Verzweiflung der zahnärztlichen MitarbeiterIn, er ahnt, dass der Termin nicht seinen Vorstellungen entsprechen wird, baut innerlich bereits Abwehrstrategien auf, wird angriffslustig und streitbar. Ein weiterer Stöhnlaut und dann – endlich – ein Satz: „Ich guck' noch. Moment." Na ja, zumindest hätte es mal ein Satz werden können. Ich überlasse es Ihrer Fantasie, diese Geschichte weiterzuspinnen. Leider ist auch sie nicht erfunden, sondern mehrfach selbst erlebt.

Solche Stöhnmomente dauern mitunter eine ganze Weile. Ich habe Helferinnen erlebt, denen jegliches Zeitgefühl abhanden gekommen war, während sie im Terminbuch geblättert bzw. im elektronischen Timer suchten. Das Stöhnen, Grunzen und Brummen dabei registrieren die Wenigsten. Der Patient registriert diese Verzweiflungslaute jedoch sehr gut. Stöhnen und Räuspern sind daher am Telefon tabu!

Das Schweigen im Walde

Getoppt wird das Stöhnen nur von den konsequent Schweigenden. Diese MitarbeiterInnen blättern, suchen, tippen schweigend und suchen weiter und blättern wieder zurück, tippen erneut – und so fort. Neben dem Stöhnen ist das Schweigen nicht minder unprofessionell, lässt es doch den Anrufer viel zu lange in der Leitung „schmoren" und in Ungewissheit darüber, ob am anderen Ende der Leitung überhaupt noch eine lebende Person ist.

PRAXISKNIGGE KONKRET

Ein Patient wartet nie länger als 30 Sekunden in der Leitung. Dauert die Bearbeitung seines Anliegens länger, wird ein Rückruf angeboten. Bei Heraussuchen des Termins wird der Patient in ein höfliches Gespräch verwickelt, um die Wartezeit zu verkürzen.

In unserem Beispiel hätte sich der Patient sicher über diese Worte gefreut: „Herr Störer, ich sehe gerade nach einem passenden Termin für Sie. Wie Sie mir sagten, können Sie immer erst nach 17.00 Uhr. Ist das richtig?" Das wäre schon mal ein ganz guter Anfang. Bei allem Verständnis für die Terminvergabe in Praxen, in denen es lange Terminvorlaufzeiten gibt und demzufolge kaum attraktive Termine angeboten werden können. Aber mal ehrlich: Hilft stöhnen da wirklich?

Mein Tipp: Erarbeiten Sie in der nächsten Teamsitzung genau für diese Problemstellung einen Telefonleitfaden. Und betrauen Sie mit der Terminvergabe nur MitarbeiterInnen, die souverän genug für diese Aufgabe sind. So wird ihr nächster Anrufer zu jeder Sekunde sicher sein, mit der Zahnarztpraxis seiner Wahl verbunden zu sein und nicht mit einem anderen Gewerbe, bei dem Stöhnen ausdrücklich dazugehört...

„Bitte warten, bitte warten, bitte warten..."

Nicht gerade professionell ist es, das Mobilteil bzw. den Hörer des Telefons einfach auf den Schreibtisch zu legen, um dann nach den erforderlichen Unterlagen oder dem gewünschten Gesprächspartner des Patienten zu suchen. Während Sie aktiv suchen oder nachfragen, hört Ihr Patient passiv alles, aber auch alles – und auch das, was nicht für seine Ohren bestimmt ist. Er hört die Gespräche der beiden Helferinnen, die unweit des Telefons über den Chef ablästern, er hört die Nachfrage der Rezeptionshelferin nach dem letzten HIV-Test von Herrn Müller, er hört Husten, Schnäuzen, Türen knallen – einfach alles! Und erlebt Ihre Praxis so, wie er sie noch nie erlebt hat, nämlich von einer ganz unangenehmen Seite, in der Gedankenlosigkeit und die Missachtung des Datenschutzes geradezu kultiviert werden.

Was hört Ihr Patient, während er wartet? Hört er in einer völlig veralteten Telefonanlage Vivaldis „Vier Jahreszeiten" als Computergedudel, hört er automatische Ansagetexte wie „Die Verbindung wird gehalten. Die Verbindung wird gehalten. Die Verbindung wird gehalten"? Endlos, monoton. Erlösung ist erst in Sicht, wenn Sie das Telefonat wieder persönlich annehmen. Oder hört er gar nichts, lauscht in das stumme Rauschen der Telefonanlage, in der jede Sekunde Wartezeit sich wie eine Ewigkeit anfühlt?

PRAXISKNIGGE KONKRET

Ist eine Rückfrage zu einem Anruf nötig, wird immer und ausnahmslos die Stummtaste der Telefonanlage gedrückt. Natürlich wird der Patient nicht kommentarlos abgehängt, sondern informiert: „Herr Bauer, ich frage kurz nach. Bitte bleiben Sie am Apparat." Erst dann wird die Stummschalttaste gedrückt. Auch beim Weiterverbinden wird nach dieser Regel vorgegangen.

In der Knigge-Praxis weiß man, was ein Anrufer hört, wenn er sich in der Warteschleife befindet oder verbunden wird. Sowohl die Warteschleifenansage als auch Warteschleifenmusik werden regelmäßig auf Qualität und Aktualität überprüft. Wer Serviceexzellenz auch hier unter Beweis stellen möchte, ändert Ansage und musikalische Untermalung regelmäßig.

Nicht jeder ist redegewandt und findet die richtigen Worte in jeder Situation. Es macht daher Sinn, einen Telefonkodex, ein einheitliches „Wording" für derlei Situationen festzulegen.

Ein Telefontraining durch einen externen Profi mindestens alle drei Jahre frischt die Telefonkenntnisse des ganzen Teams regelmäßig auf. Praxisinternes Telefontraining zweimal jährlich durch die Rezeptionsmitarbeiterin, die in diesem Bereich sicher die größte Erfahrung hat, sollte zum internen Praxisschulungskonzept gehören. Schulen Sie dabei auch den Gebrauch der Telefonanlage selbst. Denn nur wenn alle MitarbeiterInnen die Telefonanlage professionell bedienen können, kommen prekäre Situationen gar nicht erst vor. Außerdem wird den Mitarbeitern bewusst, wie wichtig die Telefonkommunikation in der Praxis ist.

Beispiel für einen Telefonkodex:

1. Ein Telefonanruf ist immer ein positives Zeichen und wird von uns keinesfalls als Belästigung oder Störung empfunden.
2. Ein Patient, der in der Praxis anruft, erweist uns die Ehre, sich bei uns behandeln lassen zu wollen und wird wie ein Ehrengast behandelt.
3. Ein Anruf bringt Umsatz, sichert Gehälter und Arbeitsplätze.
4. Wir sind für die Patienten da – nicht umgekehrt.
5. Wir unterbrechen alle Tätigkeiten sofort, um das Telefonat anzunehmen.
6. Das Telefon klingelt maximal drei Mal.
7. Wir melden uns in angemessener Sprachgeschwindigkeit und mit einer angenehmen Sprachmelodie.
8. Wir lächeln strahlend, denn uns ist bewusst, dass der Patient unser Lächeln „hören" kann.
9. Wir melden uns ausschließlich mit unserem aktuellen Meldetext, der für jeden verbindlich ist.
10. Wir sprechen dabei mit „einer einheitlichen Stimme" (Corporate Communication).
11. Wir sprechen ausschließlich in positiver Sprache, verwenden nur positive Formulierungen (Corporate Wording).
12. Kein Anrufer wartet länger als 30 Sekunden in der Leitung, wenn ein Anliegen nicht sofort geklärt werden kann. In diesen Fällen wird eine schnelle Rückrufzusage gegeben und auch pünktlich eingehalten.
13. Äußert ein Patient einen Terminwunsch, der schwer zu erfüllen ist, rufen wir zurück, nachdem wir in Ruhe und ggf. in Absprache mit der Praxisleitung/Praxismanagerin einen idealen Termin gefunden haben.
14. Während wir nach einem Termin suchen, wird unser Patient in einen höflichen Smalltalk verwickelt. Keinesfalls suchen, blättern und tippen wir wortlos und lassen den Patienten in der Leitung „schmoren".
15. Sobald sich der Patient mit Namen gemeldet hat, wird er im weiteren Gespräch auch mit Namen angesprochen.
16. Wir verwenden Telefonnotizen, um alle wichtigen Details des Telefonats zu dokumentieren.

17. Ist die Rezeption nicht besetzt, wird der Anruf umgeleitet, z. B. auf den Anrufbeantworter mit Rückrufservice, ins Büro o. ä. („Telefon-Notfallplan").
18. Im Behandlungszimmer werden keine Telefonate geführt.
19. Der Chef wird niemals während einer Patientenbehandlung an das Telefon geholt.
20. Wir verabschieden uns stets freundlich und nennen dabei den Namen des Patienten.
21. Wir fassen das Gespräch noch einmal kurz zusammen, nennen ggf. nochmals den vereinbarten Termin und lächeln bei der Verabschiedung.

Die Sprachgeschwindigkeit spielt am Telefon eine noch größere Rolle als im persönlichen Gespräch. Es ist für einen Zuhörer anstrengend, einem Schnellredner aufmerksam zu folgen. Wer zu schnell spricht, geht zu wenig auf den Gesprächspartner ein, überfordert diesen und macht ein Telefonat eher anstrengend, anstatt es positiv verlaufen zu lassen. Nachlässig und zu schnell gesprochene Ansagetexte wirken unprofessionell und lieblos, monotone und unpersönliche Ansagen abweisend.

PRAXISKNIGGE KONKRET

In der Knigge-Praxis melden sich MitarbeiterInnen in angenehmer Sprachgeschwindigkeit und sind sich ihrer Wirkung auf Patienten sehr wohl bewusst. Niemand hechelt den Meldetext eilig und unverständlich in die Muschel. Es gibt keine Ausnahmeregelungen – denn für den ersten Eindruck gibt es keine zweite Chance. Und der erste Eindruck entsteht vorwiegend am Telefon. Doch auch Stammpatienten haben ein Recht auf eine verständliche Ansage – gleichbleibende Qualität in jeder Situation eben. Und wenn es einmal personell knapp wird, eilt nicht eine Assistenzmitarbeiterin aus der Behandlung ans Telefon, sondern dann tritt der „Telefon-Notfallplan" in Kraft. Der Anrufbeantworter kommt zur Entlastung zum Einsatz.

Zusammenfassend lässt sich also sagen: Begrüßen Sie Ihre Patienten so, wie Sie selbst begrüßt werden wollen. Freundlich, in angemessener Geschwindigkeit, lächelnd, in wohlklingender Sprachmelodie. Trainieren Sie Ihren Meldetext nicht nur auf inhaltliche Professionalität, sondern beweisen Sie auch stimmliche Qualität. Sprechen Sie den Meldetext mehrmals auf und wählen Sie die Fassung, die sich am freundlichsten anhört. Schließlich ist der Ansagetext eine Einladung in Ihre Praxis und keine Abwehr. Auf den Anrufbeantworter muss nicht zwangsläufig die Praxismanagerin den Ansagetext sprechen, wenn z. B. die Auszubildende eine wohlklingendere Stimme hat. Auch professionelle Sprecher können hier wertvolle Dienste leisten.

„Hier werden Sie gefunden" – Chancen und Möglichkeiten der Außendarstellung

5

„Interessiere Dich für andre, wenn du willst, dass andre sich für dich interessieren sollen!"

Adolph Freiherr Knigge, Auszug aus
„Über den Umgang mit Menschen", I, 1.16.

Es erstaunt mich immer wieder, wie wenig Gedanken sich Arzt- und Zahnarztpraxen darüber machen, wie gut oder schlecht sie für Patienten auffindbar sind. Mir scheint, dass manch ein Praxisinhaber gar nicht weiß, wie Patienten nach Ärzten suchen. Es ist eine schlimme Vorstellung, dass ein Patient genau das Behandlungsangebot sucht, das Ihre Praxis bietet, Ihre Praxis aber nicht finden kann, weil Sie nicht dort auffindbar sind, wo Ihr Patient sucht! Und es ist eine noch schlimmere Vorstellung, wenn das nicht nur einem, sondern vielen Patienten so ergeht.

Nimmt man an, dass die Wertschöpfung eines Patientenfalles im Laufe einer langjährigen Zahnarzt-Patientenbeziehung sich durchaus im fünfstelligen Bereich bewegen kann und rechnet man hoch, welcher Verlust entsteht, nur weil ein Patient Ihre Praxis nicht findet, ist dies eine regelrechte Horrorvorstellung. Nimmt man weiter an, dass durch Gespräche im Freundes- und Bekanntenkreis weitere Patienten „abgeworben" werden können, entsteht neben dem finanziellen Schaden auch ein nur schwer wieder gutzumachender Imageschaden für die Praxis. Den Reibach macht der Kollege, der weiß, wo und wie gesucht wird und genau dort auffindbar ist. Ein Beispiel:

Bericht aus der Praxis

Ein Patient hat sich entschlossen, den fälligen Untersuchungstermin für sich und seine Familie beim Zahnarzt zu vereinbaren. Doch wo ist bloß die Telefonnummer der Praxis? In der Küche an der Pinnwand hängt doch noch ein alter Terminzettel, da steht bestimmt die Nummer drauf. Schade, der Praxisstempel auf einem Reklamezettel des örtlichen Taxiunternehmens ist nicht mehr lesbar – die Nummer der Taxizentrale von Gütersloh jedoch überdeutlich. Nächster Versuch Internet. Unter dem Stichwort „Zahnarzt im Ort" findet sich kein Eintrag. Natürlich könnte man jetzt die Telefonauskunft anrufen, aber die sind ja auch unverschämt teuer. Am besten warten, bis heute Abend die Familie zusammenkommt. Irgendeiner wird schon die Nummer des Zahnarztes irgendwo aufgeschrieben haben. Vielleicht. Am Abend ist jedoch anderes viel wichtiger, als nach der Telefonnummer der Zahnarztpraxis zu fragen. Der Termin wird erst einmal nicht vereinbart. Einige Tage später liegt im Büro der Flyer einer Zahnarztpraxis. Schön bunt, mit vielen Bildern, einem sympathisch lächelnden Team – und ganz fett und gut leserlich die Telefonnummer der Praxis. Der Kollege, der den Flyer auf seinem Platz liegen hat, erzählt ganz begeistert von dieser Praxis. So begeistert, dass unser Patient direkt einen Termin in der Praxis vereinbart. Schließlich steht ja die Telefonnummer vorne drauf.

Sie schauen jetzt ziemlich skeptisch, fürchte ich. Ein Patient wechselt den Zahnarzt nur deshalb, weil er dessen Telefonnummer gerade nicht greifbar hat? Ach was. Da zählen doch ganz andere Dinge, z. B. Qualität, langjährige Beziehung zur Praxis, man kennt sich doch, da wechselt man doch nicht einfach. Doch – tut man. Und zwar genau dann, wenn grundlegende Bedürfnisse nach Service und Betreuung nicht erfüllt werden. Man tut es auch, wenn die Praxis austauschbar ist. Nicht schlecht zwar, aber auch nichts Besonderes. Nicht mal ein ordentlicher Terminzettel, auf dem die Praxisnummer einfach abzulesen ist. Nicht mal eine Internetseite, weil man die für überflüssig hält. Nicht einmal eine Website, die mit den einfachsten Stichworten und Suchbegriffen zu finden ist.

„Patient an Praxis!" – Hürden bei der Kontaktaufnahme

Warum macht die Praxis es dem Patienten so schwer, Kontakt mit ihr aufzunehmen?

Nehmen wir an, sie ist modern ausgestattet und bietet höchste Behandlerqualität, aber selbst ein Stammpatient kann die Telefonnummer auf die Schnelle nicht finden. Die zahnärztliche Qualität nutzt in diesem Falle wenig. Entscheidend sind hier die Serviceprozesse, die ein fatales Ungleichgewicht zur zahnärztlichen Behandlungsqualität bilden, aber letztendlich über die Beziehung Patient-Praxis entscheiden können. Zahnärztliche Qualität allein reicht also schon lange nicht mehr, um Patienten zu gewinnen und zu binden. Immer wieder müssen Sie in die Haut des Patienten schlüpfen, ihn regelmäßig befragen, Signale und Hinweise auch „zwischen den Zeilen" wahrnehmen, um einen wirklich gelungenen Servicemix anbieten zu können. Und dazu gehört auch Ihre immer verfügbare Telefonnummer!

Der Praxisknigge stellt mindestens einmal jährlich alle Unterlagen der Praxis, angefangen beim Anamnesebogen bis hin zu Terminzettel etc. kritisch auf den Prüfstand. Nur so ist gewährleistet, dass sich alles, was für eine optimale Arzt-Patienten-Beziehung nötig ist, auch in kleinen Details wieder findet.

Der Terminzettel

Warum verwenden Sie einen Terminzettel der örtlichen Taxizentrale, oder von Zahnpastaherstellern, anstatt die eigene Praxis vorteilhaft in Szene zu setzen?

▶ PRAXISKNIGGE KONKRET

Standard ist ein Terminzettel mit eingedruckter, nicht aufgestempelter (!) Praxisadresse und Telefonnummer sowie Praxislogo, sofern vorhanden. Natürlich in einer Größe, der nicht den Gebrauch einer Sehhilfe nötig werden lässt. Was muss auf dem Terminzettel stehen?

Zunächst die klassischen Angaben, Datum und Uhrzeit. Die Knigge-Praxis verwendet ausschließlich Terminzettel, die größer als Scheckkartenformat sind – wegen der besseren Lesbarkeit. Neben Datum und Termin wird die Art der Behandlung und der benötigte Zeitbedarf in auch für Patienten verständlicher Sprache eingetragen (z.B. Zahnersatzberatung, Zeitbedarf ca. 45 Minuten; Oberkiefer Zahnersatz, Zeitbedarf ca. zwei Stunden; Reparatur Unterkieferprothese, Achtung: Die Prothese kann einige Stunden nicht getragen werden, etc.). Ganz entscheidend für die serviceorientierte Praxis ist die voraussichtliche Dauer der geplanten Behandlung. Dies ist eine wichtige Zusatzinformation für Patienten. Nur wenn der Patient weiß, wie lange die Behandlung dauern wird, kann er seinen weiteren Tag optimal planen. Die Knigge-Praxis bietet also einen Zusatznutzen, der vom Patienten als positiv wahrgenommen wird. So wird der einfache Terminzettel zum Werbemittel in eigener Sache und das Serviceziel auch bei der Terminvergabe erreicht!

Die Webseite

Hier soll es nicht darum gehen, das Für und Wider einer Webseite für eine Zahnarztpraxis zu diskutieren. Fest steht aber: Viele Patienten suchen heute per Internet gezielt nach der Webseite eines Unternehmens. Die Knigge-Praxis verfügt daher über eine Webseite, die neben der Darstellung der Praxis für den Besucher einen Informationsmehrwert bedeutet (z.B. Sprechzeiten, Kontaktformular, Vorstellung des Teams und der Fachgebiete, Anfahrtsskizze). Die zeitgemäße Präsentation/ Veröffentlichung dieser Informationen gehört zur Weiterentwicklung Ihrer Servicequalität heute dazu. Doch welche Informationen erwartet der Besucher einer Zahnarztseite? Wie muss die Navigation gestaltet sein, damit das Gewünschte schnell und einfach gefunden wird und die Seite einen positiven Eindruck bei dem Patienten verankert?

▶ PRAXISKNIGGE KONKRET

Ganz klar: Eine einfache und selbst erklärende Navigation ist wichtig für den Erfolg einer Webseite. Es gilt: Wer nicht schnell findet, was er sucht, der verlässt eine Webseite auch sehr schnell wieder.

Geht man davon aus, dass viele Besucher der Webseite einfach nur die Adresse und die Telefonnummer, vielleicht noch die E-Mail-Adresse der Praxis suchen, ist klar: Die Kontaktdaten der Praxis müssen immer im Sichtbereich des Besuchers sein, idealerweise oben links.

Neben dem Lageplan der Praxis, der durch ein kommerzielles Navigationssystem zur Verfügung gestellt wird, wird der Patient auch informiert, wie weit die Praxis vom

Hauptbahnhof, der nächsten U-, S-Bahn- bzw. Bushaltestelle entfernt ist. Der Link zum örtlichen Nahverkehrsunternehmen und zur Deutschen Bundesbahn, der örtlichen Taxizentrale, sowie dem nächstgelegenen Flughafen bietet zusätzlichen Nutzen und hebt Sie vom Wettbewerb ab. Eine Beschreibung, wie der Weg zur Praxis ab der jeweiligen Haltestelle verläuft, ist ebenfalls sinnvoll. Ein Patient, der aus dem öffentlichen Verkehrsmittel steigt, wird den Weg zur Praxis leichter finden, wenn er weiß, ob er sich an der Haltestelle nach links, rechts oder geradeaus, in Richtung Apotheke, Krankenhaus oder anderer markanter Orientierungshilfen wenden muss. Den Patienten interessiert auch, wo er kostenlos parken kann, bzw. gebührenpflichtig parken muss und wie weit die jeweiligen Parkmöglichkeiten von der Praxis entfernt sind. Die genaue Anschrift des jeweiligen Parkhauses bzw. der Tiefgarage mit Straße, Hausnummer, Postleitzahl und Ort helfen hier schnell weiter. Zum Beispiel: „Sie parken kostenlos auf dem Parkplatz am Sportplatz, Jahnstraße 4. Der Parkplatz ist ca. 300m von der Praxis entfernt." Danach folgt die genaue Wegbeschreibung vom Parkplatz zur Praxis. „Für 1,70 Euro pro Stunde steht Ihnen das Parkhaus am ... zur Verfügung. Das Parkhaus befindet sich direkt gegenüber der Praxis." Diese kleinen Details bringen mehr „Aha-Effekte" als der bloße Verweis auf ein kommerzielles Navigationssystem.
Und last but not least: Vergessen Sie keinesfalls, die Entfernung zum nächsten Flughafen anzugeben. Selbst wenn bisher noch nie ein Patient Ihre Praxis per Flugzeug aufgesucht hat, erweckt die bloße Erwähnung dieses Details bei anderen Besuchern den Eindruck, dass Ihre Praxis Patienten von überall her anzieht. Womit wir bei der Außendarstellung der Praxis wären, die dadurch sicher keinen Schaden nehmen, sondern eher interessant aufgewertet wird.

Die meisten Webseiten haben auch einen Menüpunkt „Kontakt". Klickt man darauf, ist eine Mail-Eingabemaske zu sehen, in der Nachrichten an die Praxis verfasst werden können. Auch darauf sollten Sie nicht verzichten.

Der Zahnarzt auf Seite 1

Patientengewinnung per Internet ist heute fast schon eine Selbstverständlichkeit. Das sollte jeder Praxis klar sein. War schon im örtlichen Telefonbuch immer der Kollege, dessen Name mit A beginnt, besser dran an als der Zahnarzt Zapfenhauer, Zitzenfelder, Zurmühlen etc., so kommt es inzwischen nicht mehr auf den Nachnamen, sondern auf intelligente Suchbegriffe und andere suchmaschinenoptimierende Details der Webseite an. Hier kann eine genau darauf spezialisierte Agentur Ihnen weiterhelfen, damit Sie gefunden werden.

Visitenkarten

Visitenkarten der Praxis sollten stets in ausreichender Anzahl und qualitativ hochwertiger Ausfertigung bereit liegen. Ideale Plätze sind die Rezeption, aber auch das Behandlungszimmer.

▶ PRAXISKNIGGE KONKRET

In der Knigge-Praxis verfügt neben der allgemeinen Praxisvisitenkarte auch jede MitarbeiterIn über eine individuelle Karte. Darauf stehen auf der Vorderseite die Angaben der Praxis, auf der Rückseite Name und Position der MitarbeiterIn sowie deren telefonische Erreichbarkeit. Gerade bei Teilzeitkräften mit intensivem Patientenkontakt erspart dies dem Patienten unnötige Anrufe zu Zeiten, in denen die MitarbeiterIn gar nicht in der Praxis arbeitet. Ein weiterer Servicepluspunkt für Ihre Praxis!

Visitenkarten und Unterlagen von Überweiserpraxen

Wer erfolgreich Networking betreibt und Patienten zu Kollegen weiterempfiehlt, kann auch erwarten, dass die Kollegenpraxis hochwertige Unterlagen wie Visitenkarten, Flyer etc. zur Verfügung stellt.

▶ PRAXISKNIGGE KONKRET

In der Knigge-Praxis sind handgeschriebene Zettel, auf denen Adresse und Telefonnummer der Kollegenpraxis notiert werden, tabu. Ihre praxisinterne Servicequalität muss auch der Kollege akzeptieren – sonst ist eine kollegiale Kooperation nur sehr schwer möglich. Legen Sie nur hochwertiges Material über Kollegenpraxen aus. Besser nicht im Wartezimmer inflationär verteilen, sondern persönlich überreichen, evtl. mit einem handgeschriebenen Zusatz. Das macht Ihre Empfehlung noch verbindlicher und wertiger.

„Prost Mahlzeit!" – Umgangsformen in der Praxis und außerhalb 6

„...Manche Leute glauben, größere Eigenschaften berechtigten sie, die kleinen gesellschaftlichen Schicklichkeiten, die Regeln des Anstands, der Höflichkeit oder der Vorsicht zu vernachlässigen – das ist nicht gut getan..."

Adolph Freiherr Knigge, Auszug aus
„Über den Umgang mit Menschen", I, Einleitung, 1.

Wenn sich Menschen begegnen, bilden sie sich in Bruchteilen von Sekunden ein erstes Urteil übereinander, das über Sympathie und Antipathie entscheidet. Es ist nicht möglich, diesen natürlichen Vorgang zu verhindern, wohl aber positiv zu beeinflussen – zum Beispiel durch ein freundliches Lächeln, oder einen Blick in die Augen. Beim Grüßen in der Praxis und privat entscheiden die kleinen, aufmerksamen Gesten, ob sich Ihr Gegenüber willkommen oder abgelehnt fühlt.

Wer grüßt nun wen zuerst?

Im Businessumfeld, und dazu gehört auch die Praxis, gilt die Regel: Die rangniedere Person grüßt die ranghöhere Person. Angestellte grüßt Chef, Lehrling die ausgelernte Kollegin. Der Patient wird als ranghöher eingestuft, unabhängig von seinem Alter, Geschlecht oder Rang in der Gesellschaft. Die ihm dadurch erwiesene Hochachtung ist ein Einstieg in eine vertrauensvolle und von gegenseitiger Wertschätzung geprägte Beziehung.

Stößt ein Gleichrangiger zu einer Gruppe hinzu, oder betritt einen Raum, grüßt er die bereits Anwesenden und bittet sozusagen um Aufnahme. Dies gilt auch für das Betreten eines Aufzuges. Eine Kollegin, die den Pausenraum betritt, in dem sich das restliche Team bereits befindet, grüßt die Anwesenden zuerst. Beinahe überflüssig zu erwähnen, dass jeder Gruß, der mit einem Lächeln einhergeht, zu einem herzlichen Beziehungsmanagement beiträgt. Natürlich dürfen auch ranghöhere Personen wie z. B. Chef oder Chefin zuerst grüßen. Allgemein gilt die Knigge-Regel: Wer zuerst sieht, grüßt zuerst, unabhängig vom eigenen Rang.

PRAXISKNIGGE KONKRET

Im Praxisknigge spielt Grüßen eine wichtige Rolle, da sich ein Patient schon beim Eintreten in die Praxis wohlfühlen soll. Die persönliche Begegnung sollte daher immer von einem freundlichen Gruß, Lächeln und Blickkontakt begleitet sein – dies gilt ausnahmslos auch dann, wenn gerade ein „Gewitter" in der Praxis für Ärger gesorgt hat, der Chef ungehalten ist, oder die Kollegin wieder einmal nur die Hälfte ihrer Aufgaben erledigt hat. Der Patient kriegt von all dem nichts mit.

Auch wenn Sie durch die Praxis laufen und an Patienten vorbeikommen, ist es selbstverständlich, zu grüßen. Ob mit oder ohne Namensnennung spielt dabei keine Rolle. Wer einen Patienten aus dem Wartezimmer abholt, grüßt zuerst alle Wartenden, um dann den nächsten Patienten namentlich aufzurufen. Begegnen Sie Patienten im privaten Umfeld, grüßen Sie ebenfalls zuerst. Trifft eine MitarbeiterIn ihren Chef oder dessen Partner, grüßt die MitarbeiterIn zuerst. Doch auch hier gilt: Wer den anderen zuerst sieht, grüßt diesen auch zuerst. Hierbei vergibt sich niemand etwas.

Der Praxisknigge fordert auch, das Grüßen im Team zu ritualisieren. So ist es kein guter Start in einen gemeinsamen Arbeitstag, wenn KollegInnen bei Dienstbeginn achtlos aneinander vorbeihasten, ohne Gruß und ohne einen kleinen freundlichen Smalltalk. Grüßen ist also mehr als die bloße Kenntnisnahme anderer – Grüßen ist ein wichtiger Teil jeglicher Beziehungspflege.

Handschlag – ja oder nein?

In unserem Kulturkreis hält sich der Handschlag als Begrüßungsritual, während in anderen Kulturen per Wangen- oder gar Mundkuss, und sogar ganz ohne Berührung, lediglich durch Verneigung, gegrüßt wird. Ob in einer Arzt- oder Zahnarztpraxis die Begrüßung mittels Handschlag erfolgt, mag jeder selbst entscheiden. Kommt jedoch der Patient mit ausgestreckter Grußhand auf Sie zu, gehört es sich, diesen Handschlag zu erwidern. Ausnahme: Sie tragen Behandlungshandschuhe. Dann heben Sie beide Hände entschuldigend hoch, begrüßen den Patienten mit ein paar verbindlichen Worten und entschuldigen sich, dass Sie den Handschlag nicht erwidern können. Im Hinblick auf die Reihenfolge gilt auch hier: Der Ranghöhere gibt den Impuls zum Handschlag.

▶ PRAXISKNIGGE KONKRET

Wie begrüßen Sie einen eintretenden Patienten? Reicht ein lockeres Hallo oder wird ein förmlicher Gruß erwartet? Legen Sie als Knigge-Praxis verbindlich fest, ob Sie lieber einen lockeren oder einen förmlichen Umgangston pflegen wollen, auch ob Sie regionale Grußformeln wie „Servus, Grüß Gott, Moin moin“ akzeptieren. Jede MitarbeiterIn muss wissen, welche Grußformel verwendet werden soll.

In der Praxis ist es selbstverständlich, dass jeder, der einen Raum betritt, in dem bereits ein Patient sitzt, diesen grüßt. Betreten Sie den Raum nur kurz, etwa um etwas zu holen, ist keine persönliche Vorstellung nötig, der kurze, freundliche Gruß ist ausreichend.

Behandler begrüßen Patienten häufig per Handschlag, was von einer MitarbeiterIn jedoch nicht verlangt wird.

„Darf ich vorstellen…“

Wenn Sie Menschen miteinander bekannt machen wollen, gibt es auch eine Reihenfolge zu beachten. Müssen Sie Personen unterschiedlicher Ranghöhe miteinander bekannt machen, so informieren Sie erst den Höherrangigen: „Dr. Meier, das ist meine Mutter Sabine Müller. Mutter, das ist mein Chef Dr. Meier, der beste Chef den es gibt.“ Damit es bei

Vorstellungszeremonien nicht zu verkrampften Situationen kommt, ist ein bisschen Smalltalk angebracht, so wie im Beispiel oben. Aus der Mode gekommen ist hingegen die Erwiderung „Angenehm", nachdem man sich gegenseitig vorgestellt hat.

PRAXISKNIGGE KONKRET

In der Knigge-Praxis gehört es zum Standard, sich mit Vor- und Nachnamen, niemals jedoch mit „Ich bin Frau Maier", „Ich bin Herr Schmidt", vorzustellen. Es bedarf einer gewissen Gewöhnung, die veraltete Vorstellung „Ich bin Frau...", „Ich bin Herr..." abzulegen, das berichten mir TeilnehmerInnen aller Altersklassen in meinen Seminaren. Aber wenn es dann einmal zur Gewohnheit geworden ist, kommt es ganz leicht und ganz selbstverständlich über die Lippen und wird von Patienten überaus geschätzt. Die Nennung des Vornamens ist ein Zeichen von Offenheit und damit ein Vertrauensbeweis für den anderen.

Natürlich stellt man sich nur bei neuen Patienten und Erstbesuchern der Praxis, z. B. einem Vertreter, einem Techniker, einem Arztkollegen namentlich vor. Wenn eine neue MitarbeiterIn zum Team der Praxis hinzukommt, gilt das gleiche.

Stellen Sie einen Patienten und eine Kollegin einander vor, wird zuerst die Kollegin dem Patienten vorgestellt: „Herr Patient, das ist Vera Schmidt, die Leiterin unserer Prophylaxeabteilung. Sie wird Sie nun wie vereinbart mit unserem Prophylaxekonzept vertraut machen. Vera, das ist Herr Patient, der sich für ein für ihn passendes Prophylaxeprogramm interessiert. Ich habe dir bereits von ihm berichtet."

Im beruflichen Kontext macht es durchaus Sinn, Titel und Funktion im Unternehmen bei der Vorstellung mit zu erwähnen.

Telefonisch stellen Sie sich immer in der Ich-Form vor. Nicht: „Sie sprechen mit Veronika Weber", sondern: „Ich bin Veronika Weber." Eine praxisknigge-geschulte Mitarbeiterin wird sich selbst niemals als „Frau Weber" vorstellen, das gilt inzwischen national und international als provinziell.

Die Rezeptionskraft stellt sich dem neuen Patienten beim Erstbesuch persönlich mit Vor- und Nachnamen vor, die Kollegin aus der Assistenz bzw.

aus der Prophylaxe ebenfalls. Der Praxisinhaber/die Praxisinhaberin stellen sich ebenfalls persönlich vor, allerdings hier ausnahmsweise mit Nennung des akademischen Titels. Das ist für die Orientierung des Patienten wichtig.

Nähe und Distanz im täglichen Miteinander

Gerade in Begrüßungssituationen gibt es noch einen wichtigen Punkt, der beachtet werden sollte: die Wahrung unterschiedlicher Distanzzonen. Näher als einen halben Meter um einen Menschen herum sollte man Fremden niemals kommen. Wird diese als „Intimdistanz" bezeichnete Zone verletzt, reagiert unser Gegenüber in aller Regel mit Rückzug und versperrt uns den weiteren Zugang zu sich. Ein entspanntes Kennenlernen ist so kaum mehr möglich.

▶ PRAXISKNIGGE KONKRET

Beim Begrüßen eines Patienten ist der ausgestreckte Arm die Messlatte der Distanz zwischen Ihnen beiden. Liegt oder sitzt der Patient auf dem Behandlungsstuhl, müssen Sie diese Distanz meist unterschreiten, um den Umhang umzuhängen, zu assistieren, im Munde des Patienten zu arbeiten. Diese Berührungen und diese Nähe sind berufsbedingt und werden natürlich akzeptiert. Dennoch sollten Sie darauf verzichten, Instrumente auf der Brust eines Patienten abzulegen, wie es leider immer noch einige Behandler völlig ungerührt tun. In der Knigge-Praxis kündigt man zudem an, wenn die übliche Distanzzone verletzt wird: „Frau Patientin, ich lege Ihnen nun den Umhang um" bzw. „Herr Patient, ich verändere jetzt Ihre Behandlungsposition, bitte nicht erschrecken".
Viel zu häufig wird der Stuhl ohne jegliche Vorwarnung bewegt, was zu einiger Irritation beim Patienten führen kann.

Haben Sie als MitarbeiterIn einer Praxis das Gefühl, ein Patient verletzt diese Intimdistanz und kommt Ihnen absichtlich immer wieder zu nahe, legt vielleicht gar während der Behandlung seine Hand auf Ihrem Schenkel ab, so dürfen Sie sich höflich, aber bestimmt dagegen verwehren. Legen Sie die Hand des Patienten unverzüglich zurück und sagen Sie ihm, dass dieses Verhalten ungebührlich ist. Informieren Sie sofort Ihren Chef, wenn Sie die Situation nicht selbst klären können.

Titel und persönliche Anrede

Jeder Mensch trägt einen Namen und hört diesen auch gerne. Wer also seine Wertschätzung zeigen will, merkt sich den Namen seines Gegenübers und spricht ihn mit diesem an. Sind Sie vergesslich, hilft ein Blick auf die Visitenkarte bzw. auf die Karteikarte oder den Bildschirm. Doch auch Nachfragen ist keine Schande, sollte nur in der richtigen Form geschehen. „Wie war doch gleich noch mal Ihr Name?", wurde ich kürzlich wieder einmal am Telefon gefragt. Da ich diese unprofessionelle Nachfrage überhaupt nicht schätze, nehme ich meinen Gesprächspartner dabei gerne ein wenig auf den Arm. „Vor meiner Heirat hieß ich Wagner", antworte ich dann häufig oder „Wieso war, ich lebe doch noch". Die korrekte Nachfrage könnte z. B. lauten: „Ich muss Sie noch mal um Ihren Namen bitten, er ist mir entfallen (ich habe ihn vergessen)." Oder: „Mir fällt Ihr Name einfach nicht mehr ein, helfen Sie mir bitte." Wer sich Namen generell schlecht merken kann, sollte sich Namen in Bildern merken oder andere geeignete Methoden zum Gedächtnistraining anwenden. Die Anrede mit Namen schafft Nähe. Profis wissen und nutzen das.

Akademische Titel gehören zum Namen dazu und sind bei der Anrede zu beachten. Trägt jemand mehrere Titel, so wird nur der höchste genannt. Aus „Prof. Dr. Dr. Müller" wird schlicht „Professor Müller". Einen Brief adressieren Sie im Übrigen an „Herrn Prof. Dr. Dr. Müller", die Anrede im Brief lautet „Sehr geehrter Herr Professor Müller".

▶ PRAXISKNIGGE KONKRET

Ein Arzt oder Zahnarzt stellt sich seinen Patienten mit Doktortitel vor. Der Patient darf den Arzt oder Zahnarzt dann auch „Herr Doktor, Frau Doktor" nennen, dies ist in Patienten-Arzt-Beziehungen üblich. Die MitarbeiterIn eines Arztes nennt Ihren Chef jedoch nicht einfach „Herr Doktor", sondern fügt korrekt den Namen des Chefs hinzu.

Adelsprädikate

Adelsprädikate sind Bestandteil des Namens. Aus Herrn Karl Theodor zu Guttenberg,

Herrn von Dracula, Frau Baronin von Wetterstein wird keinesfalls Herr Guttenberg, Herr Dracula, Frau Wetterstein.

Wird ein adliger Patient aufgerufen, lautet die Anrede korrekt: „Freiherr von Roth, darf ich Sie bitten mitzukommen", „Graf Dracula, bitte…" oder „Frau von Wetterstein…".

Im Zweifelsfall fragen Sie den oder die Betreffende beim ersten Kontakt, wie die korrekte Anrede lautet. Auf keinen Fall lassen Sie das „von" einfach weg und rufen „Frau Wetterstein" auf.

„Du" und „Sie" im Praxisalltag

In den meisten Arzt- und Zahnarztpraxen ist das „Du" im KollegInnenkreis verbreitet. Allerdings gibt es immer wieder Ausnahmen. So möchte manche MitarbeiterIn sich nicht mit ihren KollegInnen duzen. Auch wenn das zunächst im Team auf Unverständnis stoßen mag, so wird man nicht umhinkommen, diesen Wunsch zu respektieren. Allerdings birgt das Verhalten der KollegIn möglicherweise die Gefahr in sich, dass sie sich selbst zur Außenseiterin stempelt.

Wahren Sie auch bei jüngeren Kollegen und Kolleginnen und auch bei Auszubildenden beste Umgangsformen. Duzen Sie keinesfalls jemanden nur aufgrund der Tatsache, dass diese Person jünger ist als Sie, außer die junge Frau oder der junge Mann bietet es Ihnen explizit an. Auch junge Menschen haben Anspruch auf Wertschätzung und Respekt. Wollen Sie Ihre Auszubildende duzen, fragen Sie nach, ob ihr das angenehm ist. So merken auch jüngere Kollegen sehr schnell, dass die Praxis beste Umgangsformen pflegt. Und zwar nicht nur nach außen, sondern auch in der Praxis selbst.

Wird eine Assistenzärztin oder ein Assistenzarzt eingestellt, handelt es sich meist um junge Menschen, die sich dem kollegialen „Du" des Helferinnenteams gerne anschließen. Lässt sich der Assistent/die Assistentin dann irgendwann selbst nieder, folgen ihnen manchmal MitarbeiterInnen aus der Ausbildungspraxis. Jetzt sieht die Sache auf einmal ganz anders aus. Aus dem jungen Assistenzzahnarzt wird nun ein Chef –

und da ist es manch einem unangenehm, sich mit den Angestellten zu duzen. Was aber tun, wenn das „Du" in der Ausbildungspraxis schon zum täglichen Miteinander gehörte und nun von den MitarbeiterInnen in der neuen Praxis ganz selbstverständlich weitergeführt wird?

In Praxisgründerseminaren oder in Praxisgründungsberatungen treten die neuen Chefs an mich heran mit der Frage: „Kann ich zurück wechseln zum ‚Sie'? Oder ‚Sie' am Arbeitsplatz verwenden, nach Feierabend jedoch wieder ‚Du'?" Selbstverständlich ist die Rückkehr vom „Du" zum „Sie" jederzeit möglich. Auch die Mischform „Du" und „Sie". Aber mal unter uns: Was setzt das denn für Signale in Ihrem Team! Ich höre jetzt schon das Getuschel Ihrer neuen MitarbeiterInnen bzw. ehemaligen KollegInnen.

Tipp: Auch als Chef ist ein respektvolles Miteinander möglich, obwohl und vielleicht gerade weil man sich duzt. Wichtig ist, dass die Fronten von Anfang an klar sind. Chef ist Chef und Mitarbeiter ist Mitarbeiter – ob mit „Du" oder „Sie". Nehmen Sie ein „Du" zurück oder unterscheiden zwischen tagsüber „Sie" und abends „Du", legt man Ihnen das womöglich als Schwäche oder Feigheit aus. Das Team spürt, dass Sie nicht zu ihm stehen. Was das für die Motivation Ihrer Leute bedeutet, können Sie sich selbst ausmalen.

Wer bietet das „Du" an? Unter Erwachsenen bietet das „Du" stets die ältere Person an, das „Du" geht stets vom Ranghöheren, von Frau zu Mann aus. Niemals bietet eine Auszubildende der Chefin das „Du" an, niemals ein Jugendlicher einem Älteren.

Wenn Kinder erwachsen werden

Offiziell ist es üblich, Schüler ab der 10. Klasse zu siezen, sie jedoch weiter mit dem Vornamen anzusprechen. Häufig wollen dies die Jugendlichen gar nicht und bitten ihre Lehrer, auch weiterhin beim „Du" zu bleiben. Auch Ihre jugendlichen Patienten werden irgendwann erwachsen. Fragen Sie deshalb einfach nach, ob Sie weiterhin beim vertrauten „Du" bleiben können. Diese Höflichkeit nimmt auch Ihr junger Patient wohlwollend auf.

▶ PRAXISKNIGGE KONKRET

Vereinbaren Sie verbindlich, wie Sie dieses sensible Thema regeln möchten. Darf sich das Team untereinander duzen, sollen Angestellte bzw. Assistenzzahnärzte geduzt werden, dürfen sich Team und Patienten duzen, wie gehen MitarbeiterInnen mit dem Duz-Angebot eines Patienten um. Klare Ansagen verhindern Missverständnisse. Wenn Sie es nicht mögen, dass sich Team und Patienten plötzlich duzen (Ausnahme sind natürlich Freunde und Verwandte der MitarbeiterInnen), dann verankern Sie das in Ihrem Praxisknigge-Kodex oder sogar in der Anlage zum Arbeitsvertrag.

! *So lehnen Sie das Duz-Angebot elegant ab: „Herr Meier, das ehrt mich, dass Sie mir das ‚Du' anbieten. In unserer Praxis ist es allerdings unüblich, sich mit Patienten zu duzen. Diese Regelung trübt allerdings unser gutes und vertrauensvolles Verhältnis nicht, das sehen Sie doch ebenso? Danke für Ihr Verständnis."*

Aus dem Mantel helfen

In guten Restaurants ist es üblich, dass dem Gast der Mantel abgenommen wird. Beim Verlassen des Restaurants bringt der geschulte Kellner jedem Gast den richtigen Mantel auch wieder zurück und hilft beim Anziehen. Gästen aus dem Mantel zu helfen hat eine lange Tradition und wird meist gern angenommen – warum also nicht auch in Ihrer Praxis?

▶ PRAXISKNIGGE KONKRET

Das Praxisknigge-Konzept sieht vor, Patienten aus dem Mantel und nach der Behandlung wieder hinein zu helfen, natürlich nur dann, wenn es zeitlich und personell zu Ihrem Praxismanagement passt. In der Praxis sind meist nur Damen beschäftigt, also helfen hier die Damen sowohl männlichen als auch weiblichen Patienten sowie Kindern aus der Garderobe. Wenn Sie in der Praxis Ihren Patienten aus dem Mantel oder wieder hinein helfen möchten, so fragen Sie lächelnd „Darf ich Ihnen aus dem Mantel helfen?" oder „Darf ich Ihnen behilflich sein?" Lehnt jemand Ihr Hilfsangebot ab, so respektieren Sie das und ziehen sich zurück.

„Gesundheit!" – Veraltet oder nicht?

Husten und Niesen in Gesellschaft ist immer unangenehm – nicht nur für den bedauernswerten Huster, sondern auch für dessen Mitmenschen. Aus Hygienegründen niest man natürlich nicht in die Hand, sondern hält sich den Ellenbogen vor die Nase oder niest in ein Taschentuch.

Außerdem hat es sich eingebürgert, auf den Zuruf „Gesundheit" zu verzichten. Dieser Verzicht auf das gewohnte freundliche „Gesundheit" wünschen kehrt allerdings wieder zurück. Alte Traditionen lassen sich also doch nicht so einfach abschaffen.

Müssen Sie sich z. B. bei Tisch die Nase putzen, wenden Sie sich von Ihrem Nachbarn ab. Sitzen Sie zwischen zwei Personen, verlassen Sie den Tisch kurz in Richtung Waschräume, oder schieben Ihren Stuhl zurück und beugen sich tief vor. Das benutzte Taschentuch keinesfalls neben den Teller legen. Das gehört in die Jackentasche, Handtasche oder in den Pulloverärmel. Auch andere kleine Missgeschicke können Sie diplomatisch wieder ausbügeln. Sie haben zum Beispiel für alle hörbar aufgestoßen, Ihnen ist der Kaviar vom Kanapee gefallen, oder der Inhalt Ihres Rotweinglases hat sich über das Designerkostüm Ihrer Sitznachbarin ergossen. Auch hier gilt: Bloß kein unnötiges Aufsehen erregen. Nach dem unerwünschten Körpergeräusch sagen Sie einfach zu Ihren nächsten Nachbarn „Entschuldigung" und gehen direkt weiter zur Tagesordnung über. Keinesfalls kommentieren Sie ein derartiges Missgeschick in irgendeiner Form – auch nicht bei anderen.

▶ PRAXISKNIGGE KONKRET

Werden Sie während der Behandlung von einem Niesreiz befallen, drehen Sie sich vom Patienten weg. Auch wenn Sie in den Ellenbogen geniest haben, ist ein Handschuhwechsel ein gutes Zeichen für den Patienten. Ein bisschen Show darf schon sein. Müssen Sie sich während der Assistenz schnäuzen, bitten Sie Ihren Chef um eine kurze Unterbrechung, der dann wiederum den Patienten um Verständnis bittet. Verlassen Sie kurz den Raum, schnäuzen sich diskret, kommen zurück, waschen sich kurz die Hände und ziehen sich neue Handschuhe an. Bei anderen peinlichen Situationen entschuldigen Sie sich kurz und machen einfach weiter, ebenso verfahren Sie mit unerwünschten Körpergeräuschen.

Umgang mit behinderten oder hilfsbedürftigen Patienten

Im Zusammenhang mit dem Gleichbehandlungsgesetz haben in Deutschland alle Menschen das Recht auf Gleichbehandlung. Nicht alle Behinderten jedoch sind auch hilfsbedürftig, alte Menschen nicht zwangsläufig schwerhörig oder dement. Behandeln Sie auch diese Patienten mit Respekt und Wertschätzung, ebenso wie alle anderen Patienten auch. Vermeiden Sie allzu joviales Verhalten wie z. B. „So Frau Maier, dann wollen wir mal" oder „Na Frau Maier, wie geht es uns denn heute?" Solch respektloses Verhalten legt in einer Knigge-Praxis niemand an den Tag.

▶ PRAXISKNIGGE KONKRET

Bedenken Sie, dass sich mit zunehmendem Alter die Reaktionsfähigkeit vermindert und motorische Fähigkeiten nachlassen können. Dennoch wollen auch alte Menschen selbstbestimmt leben und respektvoll behandelt werden. Wenn Sie den Eindruck gewinnen, der Patient benötigt Ihre Hilfe, fragen Sie höflich nach, ob Ihre Hilfe gewünscht ist. „Frau Maier, darf ich Ihre Tasche tragen, Ihnen die Gehhilfe abnehmen, Ihnen in den Behandlungsstuhl helfen?"

Wird Ihre Hilfe abgelehnt, respektieren Sie das – auch wenn das Einsteigen in den Behandlungsstuhl länger dauert oder die Patientin umständlich versucht, ihren Stock aufzuhängen. Niemals einfach die Tasche abnehmen, oder den Patienten gar ins Zimmer „schieben", damit es schneller geht. Diese Art von Hilfsbereitschaft vermeidet die Knigge-Praxis.

Behandeln Sie behinderte Patienten wie alle anderen auch. Bei der Recherche zu diesem Buch habe ich mit Lehrern, Helfern und Behinderten selbst gesprochen, um zu erfahren, wie sie gerne behandelt werden möchten. In einem waren sich alle einig: Es sollte das Normalisierungsprinzip gelten. Benötigt ein behinderter Mensch Hilfe, wird er diese einfordern. Oder er kommt in Begleitung eines Betreuers in die Praxis, der diese Hilfe leistet. Sprechen Sie jedoch auch in diesem Fall immer den behinderten Patienten selbst an. Übergehen Sie ihn nicht, indem Sie über dessen Kopf hinweg mit seinem Betreuer sprechen. Je nach Grad der Behinderung ist die Kommunikation auch direkt mit dem Patienten möglich – ansonsten springt der Betreuer ein.

Übrigens: Auch behinderte Patienten lachen gerne und sind durchaus humorvoll. Gehen Sie also nicht zu verkrampft mit diesen Patienten um – sondern heitern Sie sie ebenso auf wie andere Patienten auch.

Kinder

Inzwischen gibt es immer mehr spezielle Kinderarzt- und auch Kinderzahnarztpraxen. Viele Ärzte und Zahnärzte überweisen kleine Patienten gerne dorthin, weil die Behandlung oft zeit- und nervenaufreibend scheint. Kinder sind keine kleinen Erwachsenen, reagieren anders und viel emotionaler als die Großen. Kinder nehmen Stimmungen und Gefühle sehr viel intensiver wahr als wir – was zum Vorteil, aber auch zum Nachteil gereichen kann. Kinder spüren, ob wir „echt" sind oder nur so tun, ob wir sie ernst nehmen oder eine Show spielen.

Oft klagen MitarbeiterInnen mir ihr Leid, sind fassungslos über unerzogene Kinder und Eltern, die ihren frechen Kindern selbst in einer Arztpraxis keine Grenzen setzen.

Bericht aus der Praxis

„Es kommt oft vor, dass Kinder mit Schuhen auf unsere Stühle im Wartezimmer steigen, im Behandlungszimmer einfach Schubladen öffnen, den Wasserhahn selbständig bedienen und dergleichen mehr. Dürfen wir denn da was sagen, oder verärgern wir die Eltern?", werde ich häufig gefragt.

▶ PRAXISKNIGGE KONKRET

Hier ist die gute Nachricht: Sie dürfen nicht nur, Sie sollten hier sogar eingreifen! Eltern und Kinder sind Gast in Ihrer Praxis. Sie sind sozusagen die „Hausherren" und bestimmen die Regeln. Es sollte selbstverständlich sein, dass Eltern einschreiten, wenn ihre Kinder sich daneben benehmen. Viele Eltern empfinden jedoch das Benehmen ihres Sprösslings gar nicht als unangemessen. Im Wartezimmer werden andere Patienten gestört, wenn Kinder laut tobend durch den Raum lärmen, mit Schuhen auf Sitzgelegenheiten steigen und dergleichen mehr. Wie verhalten Sie sich? Gehen Sie ruhig ins Wartezimmer und bleiben Sie erst einmal stehen, ohne etwas zu sagen. Kinder haben oft feine Antennen und spüren sofort, dass sie gemeint sind. Sprechen Sie dann die Kinder direkt an, nicht die Begleitpersonen. „Tobias, ich muss dich bitten, im Wartezimmer nicht so laut zu sein und auch nicht mit Schuhen auf die Stühle zu steigen." Sehen Sie Tobias dabei freundlich aber bestimmt in die Augen. Gehen Sie danach auf das Kind zu und schlagen Sie ihm ein anderes, spannendes Spiel vor. Meist hilft dieses Ablenkungsmanöver sofort.

Hier lohnt auch ein regelmäßiger Blick auf Ihr Spielangebot für Kinder. Liegen in der Praxis jahrelang die gleichen Plüschtiere, Bilderbücher und Bauklötze herum, ist das gerade für Kinder, die regelmäßig zu Ihnen kommen, wenig attraktiv. Kinder sind neugierig, suchen Herausforderungen. Finden Kinder kein passendes Spielangebot, quittieren sie das möglicherweise mit Getobe bis hin zu kindlichem Vandalismus. Eine gut sortierte Spielecke mit Angeboten für Kinder unterschiedlicher Altersstufen ist hier sowohl für Eltern als auch Kinder das Zeichen, dass sie willkommen sind.

Müssen Eltern und Kind im Behandlungszimmer warten, sollten Sie dabei bleiben. Auch hier greifen Sie souverän ein, wenn ein Kind sich unerwünscht verhält. „Anna, die Schubladen in diesen Zimmer dürfen nur von Frau Doktor und mir geöffnet werden. Du bist ja schon groß und verstehst das, nicht wahr?" Fantasievolle Naturelle „garnieren" solche Gebote mit spannenden, altersgerechten Geschichten, um die Kinder abzulenken. Da kann dann schon mal die kleine Hexe, ein Drache oder die Prinzessin Lillifee helfen, um das Kind bis zum Eintreffen des Behandlers zu beschäftigen. Da in der Knigge-Praxis das Null-Wartezeit-Prinzip verfolgt wird, warten weder Erwachsene noch Kinder so lange, bis sie auf verwegene Gedanken kommen. Kinder sollten Sie auf jeden Fall immer so zeitnah setzen, dass die Behandlung möglichst rasch beginnt.

Kaffeekasse, Trinkgeld und kleine Aufmerksamkeiten

In Restaurants, beim Friseur, im Urlaub zeugt die Höhe des Trinkgeldes von der Zufriedenheit des Gastes mit der Dienstleistung des Anbieters. So sind gute Trinkgelder ein Zeichen von guter Leistung. Doch ist das Bereitstellen einer Kaffeekasse praxiskniggekonform?

PRAXISKNIGGE KONKRET

Häufig lehnen Praxisinhaber eine Kaffeekasse ab, aber zufriedene Patienten verspüren – übrigens nicht nur in der Weihnachtszeit – immer wieder einmal das Bedürfnis, sich in Form eines Trinkgeldes zu bedanken. Gegen eine Kaffeekasse ist überhaupt nichts einzuwenden. Spiegelt sie doch ganz direkt die Zufriedenheit der Patienten wider. Kein Patient wird ein Trinkgeld geben, wenn er nicht zufrieden war. So ist eine volle Kaffeekasse ein schöner Beweis dafür, dass Ihre Patienten sich bei Ihnen wohlfühlen. Für MitarbeiterInnen ist diese Form des Feedbacks höchst attraktiv und motivierend. Wie eine Feedbackkasse (Klingt das nicht sehr viel eleganter?) steuerlich behandelt wird, fragen Sie bitte Ihren Steuerberater.
Stellen Sie Ihrer Rezeptionsmitarbeiterin ein Budget zur Verfügung, um Trinkgelder für den Briefträger, den Apothekenboten, den Pizzafahrer u. A. auszugeben. Beschenken Sie an Weihnachten oder zum Geburtstag Ihr Dentallabor, Ihren Überweiserkollegen, die Nachbarn, die Ihre Pakete annehmen, Ihre Reinigungskraft etc. Tun Sie dies in angemessener Form. Manchmal reicht schon eine handgeschriebene Postkarte, während sich ein anderer über zehn Euro riesig freut.

Gemeinsam unterwegs

Ein Praxisausflug, ein gemeinsamer Seminarbesuch, die Weihnachtsfeier, all das sind dienstliche Termine, die auch allgemeinen Benimmstandards unterliegen sollten. Zunächst einmal ist es eine zu würdigende Großzügigkeit, wenn Chef oder Chefin ein Event mit dem Praxis-Team plant. Es zeugt von großer Wertschätzung dem Team gegenüber und sollte von diesem mit Dankbarkeit und Respekt angenommen werden.

PRAXISKNIGGE KONKRET

Klären Sie ab, ob der Ausflug oder die Feier von der Praxisleitung organisiert wird und die MitarbeiterInnen als Ehrengäste betrachtet werden, oder ob das Event eine teambildende Maßnahme ist, bei der die Organisation bei den Mitarbeitern liegt. Es gehört zum guten Benehmen, sich bei Chef/Chefin zu bedanken, sobald die Einladung ausgesprochen wird. Eine gemeinsame Feier ist keineswegs eine Selbstverständlichkeit. Planen und organisieren die MitarbeiterInnen das Fest, sollte sich Chef/Chefin ebenfalls dafür bedanken. Was ziehe ich an? Erkundigen Sie sich, in welchem Rahmen das Praxisfest stattfindet. Zu einer Grillfeier ist eine andere Garderobe angebracht als bei einem Essen in einem Sternerestaurant. Betriebliche Feste gewähren auch immer besondere Einblicke in das Verhalten von Kollegen und Mitarbeitern, das sollten vor allem die MitarbeiterInnen beachten.

Auch wenn Sie bei privaten Anlässen gerne dem Alkohol zusprechen oder sich schon mal „den Bauch voll schlagen“, sollten Sie bei einer Praxisfeier dies besser unterlassen. Bei einem Restaurantbesuch mit der Praxis bestellt der Gastgeber, also Chef/Chefin die Speisekarte. Schlägt der Kellner einen Aperitif vor, dürfen sich die Eingeladenen einen solchen bestellen, sofern der Gastgeber dies auch tut. Bei der Bestellung des Gerichts orientieren Sie sich preislich an der Wahl des Gastgebers. Bestellt sich dieser ein Gericht für 15 Euro, sollten Sie auch auf Gerichte oberhalb dieser Preisgrenze verzichten. Ebenso verhält es sich mit Vorspeise, Zwischengang, Dessert, Kaffee, Espresso, Wein, etc. Richten Sie sich hier nach den Vorgaben des Gastgebers.

Einen Gang oder eine Speise abzulehnen oder auszulassen, ist nach Praxisknigge-Standard nicht unhöflich. In Zeiten vermehrter Nahrungsmittelallergien und kultureller Besonderheiten wäre es unzumutbar, Speisen nur aus Höflichkeit zu sich zu nehmen, die aus gesundheitlichen oder kulturellen Gründen abgelehnt werden. So halte ich es durchaus für angebracht, anstelle eines Weinangebotes nach einem Glas Wasser oder Limonade zu fragen, einen alkoholfreien Cocktail zu wählen oder anstelle von Schweinefleisch nach einer Alternative zu fragen. Auch eine diätische Zubereitungsweise von Speisen kann man in einem Restaurant verlangen, z. B. ein gegrilltes anstelle eines gebratenen Fleisch- oder Fischgerichts.

Verzichten Sie darauf, sich gegenseitig „Guten Appetit“ zu wünschen, nicken Sie sich zum Essensbeginn bestenfalls leicht zu. Wer sogar fröhlich „Mahlzeit“ in die Runde trompetet, wird sofort von der Praxisknigge-Polizei „verhaftet“. Ebenso unangebracht ist es, sich bei offiziellen Essen zuzuprosten, rustikale Trinksprüche wie „Prost, hau weg, Kopf in' Nacken“ oder so ähnlich verkneifen Sie sich bitte. Elegante Alternative ist „Zum Wohl“ wünschen.

Handys liegen niemals auf dem Tisch, sondern gut verstaut in Hosen- oder Handtasche.

Menschen mit guten Umgangsformen simsen nicht in Gesellschaft anderer und verzichten auf Telefonate im Beisein anderer. Make-up-Auffrischungen, auch wenn es nur der unvermeidliche Lippenpflegestift ist, gehören nicht an den Tisch, sondern werden ausschließlich in den Waschräumen des Restaurants erledigt.

Bleiben Sie einer Praxisfeier keinesfalls unentschuldigt fern. Wenn Sie nicht teilnehmen können, ist es eine Frage des Anstandes, sich offiziell bei Ihrem Chef/ Ihrer Chefin zu entschuldigen. Da es sich bei einem Praxisessen, einer Praxisfeier um eine betriebliche Verpflichtung handelt, sollten Sie keinesfalls aus leichtfertigen Gründen absagen.

Rechnungen und Datenschutz

Bericht aus der Praxis

„Eine ältere Dame kam in eine Praxis, weil ihre Prothese repariert werden musste. Als Familienangehörige ging die Rechnung nicht direkt an sie, sondern war an den Versicherten adressiert, in diesem Fall an ihren Ehemann. Mit der Behandlung und der Reparatur war die Patientin zufrieden, kam aber dennoch einige Tage später wutschnaubend in die Praxis, weil diese die Rechnung an ihren Mann und nicht an sie selbst geschickt hatten. Dieser konnte anhand der Angaben auf der Rechnung leicht erkennen, dass eine Prothese repariert wurde. Die Patientin sah darin einen groben Verstoß gegen das Datenschutzgesetz und ihr Persönlichkeitsrecht. Seitdem werden Rechnungen nur noch an den Patienten selbst geschickt. Ausnahmen bilden lediglich noch nicht volljährigen Patienten".

Hier steht der Wunsch des Patienten an oberster Stelle. Fragen Sie einfach Ihre Patienten, an wen die Rechnung geschickt werden soll, dann können solche unschönen Situationen erst gar nicht entstehen. Idealerweise nehmen Sie die Frage direkt in Ihren Anamnesebogen auf.

Hüten Sie sich in diesem Zusammenhang davor, unbedacht die ärztliche Schweigepflicht zu verletzen, in dem Sie der wartenden Begleitung eines Patienten treuherzig mitteilen, „dass Herr XY gleich fertig ist, da nur noch zwei Zähne gezogen werden müssen".

▶ PRAXISKNIGGE KONKRET

Wie im Beispiel beschrieben, lauern selbst bei einem so alltäglichen Vorgang wie der Rechnungslegung umgangsförmliche Fettnäpfchen. Die Knigge-Praxis geht nicht nur aus datenschutzrechtlichen, sondern auch aus Gründen ihrer besonderen Verpflichtung gegenüber einer stilsicheren Praxiskultur sehr sensibel mit Patientendaten um. Eine erstklassige Dokumentation in der Patientenakte und ein verpflichtender Standard für alle patientenrelevanten Prozesse helfen, peinliche Situationen zu vermeiden.

E-Mail-Korrespondenz

Praxen, die über eine eigene Webseite verfügen, verfügen damit auch über eine E-Mail-Adresse, die auf dieser Webseite für jeden Besucher der Seite ersichtlich ist. So ist es nicht ausgeschlossen, dass Patienten, Kollegenpraxen oder auch das Dentallabor die E-Mail einem Brief oder einem Anruf vorziehen. Auch ich kommuniziere gerne per Mail, weil man hier unabhängig von der Tageszeit mit der Praxis Kontakt aufnehmen kann. Leider passiert es nur allzu oft, dass E-Mails nicht regelmäßig abgerufen werden. So wartet ein Patient womöglich mehrere Tage oder gar Wochen auf eine Antwort aus seiner Praxis. Deshalb gilt: Wer einen E-Mail-Account öffentlich macht, der muss mindestens einmal täglich, idealerweise häufiger, den Posteingang dort checken.

▶ PRAXISKNIGGE KONKRET

Fügen Sie die Adresszeile erst dann ein, wenn Sie die Mail auf Vollständigkeit und Korrektheit überprüft haben. Sonst passiert es nur allzu leicht, dass durch Drücken des falschen Knopfes eine Mail an den falschen Adressaten oder eine erst halbfertige Mail, die noch vor Schreibfehlern strotzt, versehentlich abgeschickt wird. Am Ende der Mail sollte Ihre vollständige Praxisadresse mit Telefon- und Faxnummer in angenehmer Schriftgröße erscheinen, damit der Empfänger genau weiß, von wem die Mail stammt und Sie direkt zurückrufen kann. In jedem E-Mail-Programm kann man sich hierfür eine entsprechende Signatur erstellen. In großen Praxen ist es üblich, dass

MitarbeiterInnen über eine eigene Mailadresse verfügen, unter der Patientenkorrespondenz selbständig und eigenverantwortlich durchgeführt wird. Aus Gründen der CI (Corporate Identity) sollte auch hier auf eine einheitliche Praxissignatur geachtet werden. Das Logo der Praxis vervollständigt die Signatur. Eine E-Mail erfüllt die gleichen Anforderungen wie ein Brief. Korrekte Briefanrede, Betreffzeile, Datum und höfliche Formulierungen werden ebenso beachtet wie eine korrekte Rechtschreibung, keine Grammatikfehler, Unterschrift und Signatur der Praxis. Knigge-Praxen beantworten jede Mail innerhalb weniger Stunden.

Briefkultur

Ein Brief ist in Zeiten von E-Mail, Facebook und SMS-Flatrates zwar kein allzu gängiges Korrespondenzmittel mehr, hat aber in der Arzt- und Zahnarztpraxis immer noch eine gewisse Berechtigung. Da viele Praxen selbst noch nicht selbstverständlich per E-Mail korrespondieren, sondern immer noch die gedruckte Form wählen, soll auch unter Praxisknigge-Aspekten ein Blick auf die Briefetikette geworfen werden.

▶ PRAXISKNIGGE KONKRET

Verzichten Sie auf jeden Fall auf allzu gestelzte Formulierungen. Formulieren Sie authentisch und stilsicher. Lassen Sie jeden Brief durch die Rechtschreibprüfung Ihrer Software gehen und sehen Sie bei Unsicherheiten im Duden oder sonstigen Rechtschreibnachschlagewerken nach, wie ein Wort geschrieben wird. Jeder Brief repräsentiert Ihre Praxis und muss deshalb ebenso perfekt sein wie die Praxis selbst.

Bei Briefen achten Sie auf die korrekte Anrede von Patienten, insbesondere bei Patienten mit akademischen Titeln. Erreicht ein Brief mit dem Vermerk „z. Hd. Frau XY" die Praxis, dann ist dieses Schriftstück ausschließlich für die genannte Kollegin bestimmt. Natürlich wird ein derart gekennzeichneter Brief nicht von jemand anderem geöffnet, auch nicht von Chef oder Chefin. Der Praxisleitung bleibt es jedoch unbenommen nachzufragen, warum die MitarbeiterIn direkt an sie adressierte Post erhält. Ein Grund kann sein, dass z. B. nach dem Gespräch mit einem Lieferanten Ihre MitarbeiterIn das angeforderte Angebot direkt zugesandt bekommt.

Auch der Zusatz „vertraulich" oder „persönlich" wird natürlich von allen respektiert. Eine hundertprozentige Garantie, dass Ihren Brief garantiert nur die Zielperson erhält, ist jedoch ausschließlich das Einschreiben mit Rückschein, ebenfalls mit dem Zusatz „persönlich, vertraulich" gekennzeichnet.

Vermerken Sie bereits im Stellenprofil, das einen Anhang zum Arbeitsvertrag bildet, welche MitarbeiterIn die Praxispost öffnen darf. Allzu leicht kann es hier zu Missverständnissen kommen, wenn dieser Punkt nicht verbindlich geregelt ist.

So klagte kürzlich eine Praxismanagerin, die eine neue Stelle angetreten hatte, dass sie, wie aus der vorherigen Praxis gewohnt, die Praxispost öffnete, sortierte und an die Empfänger verteilte. Sehr zum Missfallen des neuen Chefs, der das Öffnen der Post zur Chefsache erhoben hatte.

Beachten Sie dabei unbedingt die Privatsphäre des Chefs und öffnen auch Sie keinesfalls an den Chef adressierte Briefe, die mit „persönliche, vertraulich, z. Hd." o. ä. gekennzeichnet sind.

Wie lautet die korrekte Anrede eines Patienten in einem Briefwechsel? Aktuelle Korrespondenzratgeber raten generell „schreib' wie du sprichst". Was nicht bedeutet, dass in Ihrer Briefanrede „Hallo Frau Meier, Hi Herr Weber" die richtigen Worte wären. Immer noch angemessen ist die klassische Briefanrede „Sehr geehrter Herr, sehr geehrte Frau". Eingebürgert hat sich inzwischen auch eine etwas modernere und weniger distanziert klingende Briefanrede wie etwa „Guten Tag, Frau", „Guten Morgen Herr".

Sprechen Sie in einem Anschreiben zwei Personen an, so schreiben Sie die beiden Namen untereinander, das ist leichter zu lesen, als eine lange Anredezeile:

„Sehr geehrte Frau Weber,
sehr geehrter Herr Weber,"

Nach den allgemeingültigen Korrespondenzregeln wird die Dame zuerst genannt.

Sind Sie mit einem der beiden Adressaten per Du, so kann die Anrede lauten

„Sehr geehrte Frau Weber,
hallo Jörg".

Ist der Name eines Ansprechpartners unbekannt, wird häufig die Anrede „Sehr geehrte Damen und Herren" verwendet. Die Chance, dass Ihr Brief auch tatsächlich die richtige Stelle erreicht, steigt damit nicht gerade. Wenn Sie z. B. eine Reklamation an einen Hersteller haben, lohnt es sich, vorher im Internet nach dem Namen der zuständigen Person zu suchen. Unter „Ansprechpartner" listen zumindest die serviceorientierten Unternehmen Namen, Telefonnummern und E-Mail-Adressen ihrer MitarbeiterInnen mit Kundenkontakt auf. Finden Sie hier dennoch nicht die richtige Person, rufen Sie im Unternehmen an, um den Namen Ihres Ansprechpartners zu erhalten – es lohnt sich! Ihre schriftliche Reklamation wird mit der persönlichen Anrede des zuständigen Mitarbeiters ernster genommen und auch schneller bearbeitet, wenn ein konkreter Empfänger angegeben ist.

Mann oder Frau – wer weiß es genau?

Bei ausländischen Namen ist nicht immer gleich ersichtlich, was der Vorname und was der Nachname ist und ob es sich um eine weibliche oder männliche Person handelt.

▶ PRAXISKNIGGE KONKRET

Vermerken sie beim ersten Besuch des Patienten, ob es sich um Mann oder Frau handelt, und kennzeichnen Sie Vor- und Nachnamen. Schreiben Sie den Namen des Patienten in Lautschrift nieder, wenn Sie sichergehen möchten, ihn das nächste Mal korrekt anzusprechen. Der Name ist ein wesentlicher Teil einer Persönlichkeit. Die meisten Menschen legen sehr viel Wert auf die richtige Aussprache Ihres Namens.

Zu guter Letzt

Das Ende eines Anschreibens ist in hohem Maße mitentscheidend, wie Ihr Brief aufgenommen wird. Das gilt für die alltägliche Praxiskorrespondenz ebenso wie für Mahnungen oder Erinnerungen an die Abgabe der Versichertenkarte, fehlende Praxisgebühr o. ä. und auch für „nur“ praxisinterne Mitteilungen.

Hier eine Auswahl klassischer und moderne Abschlussformeln:

- Mit freundlichen Grüßen,
- Viele Grüße, Beste Grüße.

Immer beliebter werden auch die Abschlussformeln

- Freundliche Grüße aus Leipzig,
- Sonnige Grüße aus München,
- Beste Grüße aus dem schönen Hessen.

Solche netten und persönlichen Abschlussformulierungen liest man immer häufiger, aber auch hier denkt die Knigge-Praxis empfängerorientiert und endet einen Brief z. B. mit

- Sonnige Grüße nach Hamburg,
- Beste Grüße ins schöne Münsterland,
- Freundliche Grüße nach Jena.

Hier wird der Empfänger an seinem Standort gegrüßt und so in den Mittelpunkt gestellt. Ein kleiner, aber feiner Unterschied.

Erinnert Ihr Schreiben an eine fällige Zahlung oder die Abgabe von Unterlagen, darf das Ende durchaus streng, aber dennoch wertschätzend wirken, schließlich wollen Sie ja erreichen, dass Ihre Forderung Gehör findet.

„Wir rechnen mit der Abgabe Ihrer Versichertenkarte bis spätestens 25.04., da wir Ihnen ansonsten die erbrachten Leistungen privat in Rechnung stellen müssen. Bei Fragen sind wir zu unseren üblichen Sprechzeiten gerne für Sie erreichbar."
Beste Grüße,
i. A.
Merle Volk,
Praxis Dr. XY
Kavitätenstraße 46
12345 Endoburg
Fon: 01234-5678

Häufig liest man am Ende eines Briefes oder einer Mail „MfG", was „Mit freundlichen Grüßen" heißt. In der Knigge-Praxis verzichtet man generell auf Abkürzungen und Emoticons (Smileys), weil nicht vorausgesetzt werden kann, dass jeder den Sinn der Abkürzungen und Emoticons kennt. Abkürzungen signalisieren dem Empfänger, dass er dem Absender die wenigen Sekunden, die das Ausschreiben des Grußes benötigt, nicht wert ist. Ach ja: Beim Schreiben dieser Zeilen „übersetzt" meine Software die drei Buchstaben „MfG" automatisch in „Mit freundlichen Grüßen", ohne dass ich etwas dazu tun muss.

Recall

An dieser Stelle wollen wir das Thema „Recall" nicht auf Sinnhaftigkeit überprüfen, das wurde in gängiger Praxisliteratur und Seminaren unzählige Male ausgiebig getan. Recall ist zum einen ein unentbehrlicher Faktor zur Sicherung Ihrer Praxisfinanzen, bringt doch eine gut gepflegte und aktuell terminierte Recallkartei ein hohes Maß an finanzieller Planbarkeit für die Praxis. Doch auch aus Servicegesichtspunkten ist Recall unverzichtbar. Die Menschen leben und arbeiten weitestgehend nach Terminplan und schätzen deshalb auch die Terminplanung für medizinische Vorsorge und zahnärztliche Kontrolle. Kommunizieren Sie deshalb Ihren Recallservice als unverzichtbaren Beitrag zur persönlichen Gesundheitsvorsorge Ihrer Patienten.

PRAXISKNIGGE KONKRET

Gerade in Praxen, in denen Recall nur ein Randthema ist oder „vom Patienten nicht gewünscht" wird, liegt das meist an suboptimaler Kommunikation, dem mangelnden Selbstverständnis des Teams und der Inkonsequenz der Vorgehensweise. In einer Praxis mit hohem Serviceanspruch ist klar, dass Patienten durch regelmäßiges Recall an die Praxis gebunden werden und nötige Termine durch den Erinnerungsservice der Praxis fast hundertprozentig wahrgenommen werden. So entsteht eine Win-win-Situation für Praxis und Patient.

Zu welchen Zeiten darf die Praxis Recallanrufe durchführen? In der Regel sind Anrufe in Privathaushalten zwischen 9.00 und 13.00 Uhr und 15.00 bis 19.00 Uhr günstig. Allerdings gibt Ihnen Ihre gut gepflegte Recalldatei viel besser Auskunft, wann der jeweilige Patient gut zu erreichen ist. In Zeiten 24-stündiger mobiler Erreichbarkeit macht es Sinn, Patienten nicht nur per Festnetz, sondern auch per Mobiltelefon an den nächsten Termin zu erinnern, oder aber auch die Büronummer zu notieren. So erreichen Sie Patienten mit Schreibtischtätigkeit wohl eher im Büro, Industriearbeiter vor und nach Feierabend, Privatiers und Außendienstler per Mobiltelefon. Recallanrufe kosten Zeit und binden eine MitarbeiterIn stark ein, die dann für keine weiteren Aufgaben zur Verfügung steht. Pflegen Sie deshalb Ihre Patienten- und Recalldatei besonders sorgfältig, insbesondere die telefonische Erreichbarkeit des Patienten. Die Erinnerung an den nächsten Arzt- oder Zahnarzttermin kann jedoch auch per Mail und sogar per SMS erfolgen. Finden Sie heraus, welcher Kommunikationsweg für Praxis und Patient der beste ist. Recallpostkarten sind die teuerste Variante, aber wenn Sie individuelle Karten mit ausgefallenen Motiven wählen – aus Marketinggründen durchaus empfehlenswert. Denken Sie jedoch auch hierbei an den Datenschutz und versenden sie Karten nur mit unverfänglichen Angaben oder in einem Umschlag.

Klar sollte auch sein, dass Recallpatienten, die zuverlässig und regelmäßig Ihre Praxis aufsuchen, Ihre A- oder 5-Sterne-Patienten sind, denen Sie den roten Teppich ausrollen. Recallpatienten warten niemals, werden als VIP's der Praxis behandelt und so noch intensiver an die Praxis gebunden.

Bitte beachten Sie auch den Datenschutz, der Ihre Recallbenachrichtigung durchaus als „unerwünschte Werbung" betrachten kann, wenn keine Einwilligungserklärung des Patienten vorliegt. Um Patienten an fällige Termine zu erinnern, muss eine Recalldatei nebst allen Kontaktdaten des Patienten auch dessen Einwilligung zur Terminerinnerung beinhalten.

"Moments of Truth"* – Von alten Gardinen und grünen Oasen

7

„Keine Regel ist so allgemein, keine so heilig zu halten, keine führt so sicher dahin, uns dauerhafte Achtung und Freundschaft zu erwerben, wie die: unverbrüchlich, auch in den geringsten Kleinigkeiten, Wort zu halten, seiner Zusage treu und stets wahrhaftig zu sein in seinen Reden…"

Adolph Freiherr Knigge,
„Über den Umgang mit Menschen" I.1.14.

Als Carlzon die Leitung des Unternehmens übernahm, war SAS „berühmt" für eine hohe Verspätungsquote und erhielt vernichtende Urteile in Kundenbefragungen. Carlzon begann mit einem grundlegenden Umbau des Konzerns. Weg von der umständlichen Selbstverwaltung, hin zu höchster Kundenorientierung und Service. Als Topmanager führte er als eine der ersten Veränderungen bei SAS die weltweit erste getrennte Kabine der Business Class ein. Innerhalb eines Jahres war SAS die pünktlichste Airline Europas. Claus Moeller von „Time Manager International" entwickelte für SAS das Programm „Putting People First." SAS setzte mit diesem Programm Maßstäbe. Mit der neuen Philosophie, Moments of Truth, entwickelte sich SAS unter Carlzon zu einem Unter-

*„Moments of Truth" nennt der Autor Jan Carlzon, der in den Jahren 1981 bis 1995 die schwedische Luftfahrtgesellschaft SAS leitete, die wichtigsten Momente der Servicewahrheit. Diese Momente, in denen Ihre Versprechungen, Ihre blumigen Worte von Ihrer Webseite im gnadenlosen Alltagstest vom Patienten bewertet werden. Dann, wenn sich entscheidet, ob Ihre „persönliche Betreuung, Eingehen auf die Wünsche unserer Patienten" nicht nur Worthülsen Ihrer Marketingagentur, sondern gelebte Praxisknigge-Kultur sind.

nehmen, das einst jährlich 17 Millionen Dollar Verlust einfuhr, hin zu einem Profit von 54 Millionen im Jahr 1982.

Dass die MitarbeiterInnen im täglichen Umgang mit Kunden das wichtigste Gut des Unternehmens sind, zeigen einige der legendären Zitate von Carlzon: *"An individual without information can't take responsibility. An individual with information can't help but take responsibility." (Ein Individuum ohne Information kann keine Verantwortung übernehmen. Eine Person mit Informationen kann daher nicht umhin, Verantwortung zu übernehmen.)*

Wie oft wird viel Geld von Unternehmen in Marketingaktionen gesteckt, werden teuerste Werbekampagnen entwickelt – und bringen dennoch nicht den gewünschten Erfolg. Weil die „Repräsentanten" des Unternehmens, die Mitarbeiter, die im täglichen Kontakt mit Kunden stehen, Service eher als Belastung, denn als notwendigen Beitrag zu einer gelebten Unternehmensphilosophie sehen.

Ein trauriges Beispiel hierfür gibt die Deutsche Bahn ab. Proportional zu aktuellen Bahn-Werbekampagnen steigt nicht nur die sprichwörtliche Unpünktlichkeit der Bahn, sondern nimmt auch die Servicebereitschaft der MitarbeiterInnen ab. Der Fahrgast als Störfaktor.

Erfreulicherweise gibt es immer wieder Bahnmitarbeiter, die sich deutlich von ihren mürrischen Kollegen und Kolleginnen unterscheiden und das Bahnfahren trotz aller Unzulänglichkeiten der Unternehmensführung irgendwie erträglich machen. So ist es wohl häufig diesen engagierten und selbst im größten Trubel immer noch freundlichen Ausnahmemitarbeiterin zu verdanken, dass sich nicht noch mehr Fahrgäste über den häufig mangelhaften Service der Bahn beklagen.

Momente der Servicewahrheit in der Praxis

Fest steht: Nicht immer läuft alles wie gewünscht ab. Es gibt viele schwierige Praxissituationen, die im Alltag souverän gemeistert werden müssen. Gerade in diesen Momenten zeigt sich, ob die Anforderungen des Praxisknigge, Wertschätzung, Interesse und Respekt, also Höflichkeit und Servicebereitschaft, wirklich verinnerlicht wurden.

Wie Menschen sich in schwierigen Situationen verhalten, hängt unter anderem auch davon ab, welches Verhältnis sie zu ihrem Arbeitsplatz und zu ihren Kunden, den Patienten haben und welche inneren Glaubenssätze ihr Verhalten prägen.

Der Praxisknigge vertritt die Philosophie „Der Patient ist König" (= „Putting people first"). Denn guter Service bedeutet Professionalität in Verbindung mit einer positiven Grundhaltung gegenüber anderen Menschen. In Seminaren, in denen meine Teilnehmer das Thema „Der Patient ist König" gemeinsam erarbeiten, wird klar, dass viele ihre Patienten nicht lieben, ja nicht einmal mögen und sie deshalb auch nicht respektieren. Wie übrigens auch manchmal Kolleginnen und der Chef selbst – doch darüber an anderer Stelle in diesem Buch.

Wenn jemand Patienten nicht den nötigen Respekt entgegenbringt, dann ist dies ein Symptom für seine innere Haltung allen Menschen gegenüber. Jemand, der in seiner offenen Grundhaltung die meisten seiner Mitmenschen in deren Andersartigkeit zu akzeptieren bereit ist und sie wertschätzt, tut dies auch bei Patienten. Mathematisch ausgedrückt heißt das: Je kleiner der elitäre Kreis von Menschen ist, den ein Mensch akzeptieren kann und will, desto größer muss zwangsläufig der Kreis der Menschen sein, den er ablehnt, vielleicht sogar verachtet, nicht ernst nimmt, und demzufolge auch nicht wertschätzt. Je bereiter ein Mensch jedoch ist, anderen Menschen das Recht auf Achtung zuzugestehen, das auch er selbst sich von anderen erhofft, ja sogar voraussetzt, desto leichter wird es ihm fallen, die Praxisknigge-Tugenden Wertschätzung, Interesse und Respekt (= Höflichkeit), zu seinen eigenen Tugenden zu machen.

▶ PRAXISKNIGGE KONKRET

Als Praxisinhaber sollten Sie nur solche MitarbeiterInnen einsetzen, die bereit sind, andere Menschen mit einer positiven inneren Grundeinstellung zu behandeln, denn jeder Patientenkontakt ist ein Augenblick der Wahrheit. Patienten haben sehr feine Antennen dafür, ob eine Mitarbeiterin sie akzeptiert und versucht zu verstehen.

Es herrscht in vielen Köpfen das Bild vor, „Der Patient und der Chef da oben – wir da unten", was ausdrückt, dass sich MitarbeiterInnen nicht auf Augenhöhe mit Chef und Patient fühlen. Viele setzen ihre professionelle Dienstleistung nicht gleich mit Lust und Leidenschaft für die Tätigkeit, sondern fühlen sich unterlegen, müssen „kriechen", „schleimen", um den Job zu erfüllen. So entsteht fast zwangsläufig eine große Distanz zu ihrem „König", dem Patienten. Und über diese große Distanz ist es kaum möglich, Patientenwünsche zu verstehen, sie zu respektieren und sie dann vielleicht sogar erfüllen zu wollen.

Wenn Situationen schwierig werden, stehen sich meist zwei unterschiedliche, scheinbar kaum zu vereinbarende Standpunkte gegenüber. Hier der Patient, der unbedingt heute noch einen Termin möchte, weil heute gerade einmal Zeit für so was Unangenehmes wie Zahnarzt ist. Dort die zahnärztliche MitarbeiterIn, die bereits völlig überlastet ist, oder sich durch die schlechte Laune des Chefs überfordert fühlt, selbst nicht gut drauf ist und diesen Patienten schon immer nicht leiden konnte. Zudem sieht sie vielleicht ihren pünktlichen Feierabend in weite Ferne rücken. Und gerade heute kann niemand ihre Kinder vom Hort abholen. Wie soll sie das nur hinkriegen? Der Verzweiflung nahe, entwickelt sich dann ein unter anderen Umständen fast harmloses Gespräch zu einem Kriegsschauplatz.

Lächeln allein reicht nicht

Doch auch in weniger extremen Situationen fühlen sich Patienten in der Praxis nicht als König, sondern werden einfach „gemanagt" – und zwar nicht nach ihren Bedürfnissen, sondern wie es für die Praxis am besten passt. Hier ein Beispiel:

Bericht aus der Praxis

In einer erfolgreichen Praxis mit durchaus positiv eingestellten MitarbeiterInnen erlebte ich folgende Begebenheit: Nach Ende einer Behandlung einer betagten Patientin wurde diese in dem Augenblick schon vergessen, als der Behandler seine Instrumente mit Schwung auf dem Schwebetisch abgelegt hatte. Sie suchte nach ihrer Tasche, zwängte sich förmlich an der Helferin vorbei, für die es ein Leichtes gewesen wäre, die Tasche der alten Dame anzureichen. Bei Verlassen des Sprechzimmers wurde ihr Abschiedsgruß zwar freundlich, fast ein bisschen übertrieben erwidert, es wurde „ein schöner Tag" gewünscht. Hörte sich jedoch an, als ob ein automatischer Grüßaugust am Werke sei. Die Architektur in dieser Praxis ist auch für jüngere Besucher der Praxis jedes Mal eine neue Herausforderung an den Orientierungssinn, aber ältere Personen verlaufen sich in der Praxis regelmäßig. So auch die alte Dame. Als sie endlich die Rezeption erreichte, wurde sie auch dort mit einem professionellen Lächeln erwartet, aber in den Mantel half ihr niemand, obwohl sie sichtlich in ihren Bewegungsmöglichkeiten eingeschränkt war.

Ein weniger kritischer Beobachter als ich hätte der Praxis durchaus eine professionelle Freundlichkeit attestiert. Doch der Praxisknigge begnügt sich eben nicht mit einstudierten Abschiedsformeln und einem aufgesetzten Dauerlächeln. Eine geschulte Praxisknigge-MitarbeiterIn bietet „Fullservice": Handtasche anreichen, Patientin hinaus begleiten, in die Garderobe helfen. Auf meine Nachfrage bei dem Praxisteam erfuhr ich, dass neue Patienten nach einer Behandlung zur Rezeption begleitet würden, langjährige Patienten jedoch nicht mehr. Hier setzte das Team einfach voraus, dass diese Patienten sich in der Praxis auskennen. Dem ist offenbar nicht so. Denn nun erfuhr ich tatsächlich, dass sich Patienten in den labyrinthartigen Gängen der Praxis häufig nicht zurechtfinden. Trotzdem kam bislang noch niemand auf die Idee, diesen Umstand zum Anlass zu nehmen, alle Patienten zum Ausgang zu begleiten. Schade.

Es fehlt an kreativen Lösungsansätzen, an Entscheidungskraft, an der Fähigkeit, sich in andere hineinversetzen zu können. Und vielleicht fehlt auch ein vereinbarter Dienstleistungsstandard, die Verankerung Ihres Servicekonzepts in Ihrer Praxisphilosophie. So fehlt insgesamt die nötige Klarheit für das Team. Und die Praxisleitung dieser Praxis legt wohl mehr Wert auf das Säubern des Behandlungszimmers, als auf die so nötige Patientenbetreuung. Auch schade.

▶ PRAXISKNIGGE KONKRET

Die wichtigsten Patientenprozesse, und dazu gehört eben auch der Umgang in allen patientenrelevanten Situationen, werden weitestgehend standardisiert. Und dieser Standard wird von allen MitarbeiterInnen und natürlich der Praxislei-

tung ausnahmslos angewandt. Und zwar so lange, wie es keine anderen Vereinbarungen gibt! Dennoch ist Mitdenken ausdrücklich erwünscht und eigenverantwortliches Handeln, sowie spontane Hilfsbereitschaft wird erwartet.
Wichtig ist: Der jeweilige Servicestandard sollte zur Praxis passen. Basis sind jedoch immer der Praxisknigge-Standard und die Werte Höflichkeit, Herzlichkeit, Wertschätzung und Respekt.
Zu beachten ist auch: Patienten einer Promi-Praxis haben andere Serviceansprüche als Patienten einer Familienpraxis. Es kommt darauf an, die individuellen Ansprüche zu kennen und darüber zu befinden, welche Erwartungen an Service und Komfort Sie erfüllen können und wollen.
Bei einem Praxisknigge-Training in der Praxis werden alle Stationen der Praxis, an denen sich der Patient aufhält, gemeinsam aufgesucht, unter dem Aspekt Komfortoptimierung analysiert und gemeinsam Optimierungspotential identifiziert. Erstaunlich, wie die Ideen dabei nur so sprudeln – verwunderlich, dass da vorher noch niemand darauf gekommen war.

Wir wollen hier keine literarische Praxisbegehung machen, das können Sie in Ihren Räumen besser. Lassen Sie uns jedoch den Fokus auf einige Stationen richten, die fast überall Optimierungspotential bergen.

Wie bereits gesagt, beginnt die Beurteilung der Praxis durch den Patienten nicht erst in den Räumlichkeiten selbst, sondern bereits beim Auffinden der Praxis. Ist der Weg auch im Winter gut beleuchtet, frei von Schnee und Eis, so dass Patienten angst- und stolperfrei zu Ihnen gelangen können? Wie sauber ist der Treppenaufgang, welche Hinweisschilder gibt es? Stehen Bierflaschen auf der Gartenmauer, verunzieren ausgetretene Zigarettenkippen den Zugang, liegt Müll und Unrat anderer Hausbewohner im Weg, so stört das anspruchsvolle Patienten. Wie lange beträgt die Wartezeit vom Klingeln bis zum Öffnen der Türe und was sieht der eintretende Patient als erstes? Stellen Sie sich an Ihre Praxiseingangstür und lassen Sie Ihren Blick schweifen, notieren Sie, welche positiven und welche negativen Bilder Sie wahrnehmen. Die Architektur einer Praxis ist nicht einfach zu ändern, doch oftmals bringen schon kleine Veränderungen eine wahrnehmbare Verbesserung der Gesamtsituation.

So verwandelt ein neues Beleuchtungskonzept einen düster wirkenden Rezeptionsbereich in einen hellen und einladenden Raum. An der

Rezeption muss der Patient evtl. Formulare ausfüllen und dafür die Hände frei haben. Gibt es in diesem Bereich Ablagemöglichkeiten für Damenhandtaschen, Gehstöcke, Regenschirme? Kann ein Kinderwagen oder ein Rollator so platziert werden, dass er andere Personen nicht behindert?

Was genau sieht der Patient, wenn er direkt an der Rezeption steht? Ich wundere mich immer wieder, in welch unaufgeräumter Umgebung gearbeitet wird. Dabei steht längst fest, dass die direkte Arbeitsplatzumgebung nicht zu unterschätzende Auswirkungen auf die Leistungsfähigkeit von Mitarbeitern hat. Stellen Sie sich folgendes „Worst-Case-Beispiel" eines Arbeitsplatzes vor: Am Empfangstresen stapeln sich Karteikarten, eine alte, vollgekritzelte Schreibtischunterlage mit Eselsohren und Kaffeeflecken ziert den Arbeitstisch der Mitarbeiterin. Daneben liegen eine Turbine, die zur Reparatur muss und ein Kasten mit einer Prothese, die gerade vom Labor angeliefert wurde. Außerdem steht ein Teller mit einem angebissenen Brötchen und einer halbleeren Kaffeetasse neben dem PC, auf der Ablage ruht ein vergessener Schnuller. An dem Bild an der Wand lösen sich die Tesabefestigungen, was dem Werk unfreiwillig den Charakter einer wehenden Fahne verleiht. Was glauben Sie, empfindet der Patient bei solch einem Anblick? Vermutlich schließt er über solche nicht eben positiven Eindrücke sogar auf Ihre behandlerische Qualität und findet Ihre Honorare auch noch zu hoch? Wer könnte es ihm verdenken…

▶ PRAXISKNIGGE KONKRET

Im Praxisknigge-Konzept ist so etwas undenkbar. Die Rezeptionistin arbeitet an einem aufgeräumten, von allem Überflüssigen befreiten Arbeitsplatz. Karteikartenstapel finden sich bestenfalls in einem Schrank, Laborarbeiten und andere Dinge ebenfalls. Kein Nippes, höchstens ein frischer Blumenstrauß, eine saisonale Dekoration o. ä. zieren den Empfangsbereich. Bilder, Fotos, Postkarten werden nicht wild durcheinander an die Wand gepinnt, sondern in einem Rahmen präsentiert. So aufgeräumt wie die Rezeption ist dann auch der Kopf der MitarbeiterIn, die diesen wichtigen Arbeitsplatz innehat. Überprüfen Sie regelmäßig auch die Behandlungs- und Prophylaxeräume, sowie den Röntgenraum und das Beratungszimmer auf Ordnung und Komfort.

Männliche Patienten hängen zum Beispiel ihr Jacket nicht gerne im Wartebereich auf, sondern benötigen hierfür in den Behandlungsräumen eine Möglichkeit. Damen stellen ihre Handtaschen ungern auf den Fußboden einer Arztpraxis und Begleitpersonen sitzen wenig komfortabel auf einem einfachen Klappstuhl. Muss ein Patient im Röntgenraum Schmuck ablegen, so ist eine Nierenschale als Ablagemöglichkeit sicher zweckmäßig, aber wenig repräsentativ.

Ihr Wartezimmer als Showroom

Bericht aus der Praxis

Erst kürzlich hatte ich das Vergnügen, eine außerordentlich fantasievoll eingerichtete Praxis zu besuchen. Von einer Innenarchitektin bis ins kleinste Detail liebevoll geplant, entlockte mir der erste Anblick ein überraschtes „Wow". Ein stimmiges Farbkonzept, eine stimmungsvolle Beleuchtung, angenehmer Raumduft, alles schien perfekt. Das gesamte Praxisteam war stolz auf den gelungenen Umbau der Praxis. Im Wartezimmer wurde auf einzelne Sitzmöbel verzichtet. Sitzgelegenheit bot eine rundum laufende Sitzbank, mit eingelassenen Vertiefungen für Wasserflaschen, Zeitschriften, Kinderbücher und dergleichen. Wir begannen mit unserem Praxisknigge-Seminar. Praxisleitung und Praxisteam saßen das erste Mal in ihrem neu gestalteten Wartezimmer. Und schon nach ganz kurzer Zeit war klar: Die Sitzgelegenheiten waren unzumutbar unbequem. Auch bei kurzer Wartezeit musste sich schnell Rückenschmerz einstellen, man saß verkrampft und angespannt. Gleich am nächsten Tag wurde die Inneneinrichterin noch einmal bestellt, um hier die erforderliche Anpassung vorzunehmen.

Das eher zufällige Probesitzen des Praxisteams sollte jede Praxis exerzieren. Der Blick durch die Patientenbrille bringt vieles zutage, das sonst verborgen bleibt: Die verwelkte Zimmerpflanze, freiliegende Kabel, sich öffnende Schweißnähte des Bodenbelags, schlecht geputzte Fenster, ein unsortiertes Zeitschriftenangebot, nur mit Klebestreifen befestigte Poster und dergleichen Nachlässigkeiten mehr – und nicht zuletzt das Design einer unbequemen Sitzgelegenheit.

Vergleichen Sie Ihr Wartezimmer mit dem Showroom eines Autohauses, eines Möbelhauses oder eines Juweliers. Würde das Autohaus jemals alte Fahrzeugtypen, verrostet und verbeult, in seinen Präsentationsraum stellen? Wohl eher nicht. Doch die Kunst der Inszenierung fehlt vielen Ärzten und Zahnärzten. Statt den Wartebereich als Showroom zu nutzen, wird hier eine große Chance vergeben, den Patienten schon vor der eigentlichen Behandlung zu beeindrucken. Eine erstklassige Einrichtung unterstreicht eine erstklassige Behandlungsqualität und macht diese für Patienten „begreifbar". Gerade im Wartezimmer kommt es darauf an, vor dem kritischen Auge des Patienten zu bestehen.

▶ PRAXISKNIGGE KONKRET

Sie sehen, es macht durchaus Sinn, sich einmal im eigenen Wartezimmer aufzuhalten, sozusagen in die Haut des Patienten zu schlüpfen, um die Stimmigkeit Ihres Praxisknigge-Konzepts zu testen. Niedrige Sitzmöbel sehen meist chic aus, sind aber für ältere und korpulente Patienten ungeeignet. Stühle sind häufig zu hart, ohne Lehne unzumutbar. Sitzen Sie unbedingt Probe, wenn Sie neue Sitzmöbel für den Wartebereich anschaffen. Design allein ist nicht alles. Der Wohlfühlcharakter ist entscheidend.

Komfortwarten statt Stresswarten

In unserer heutigen schnellen Zeit ist die Wartezeitempfindlichkeit von Patienten hoch. Ein schnelles Essen per Mikrowelle, Fahrkartenexpresskauf im Internet, Echtzeitnachrichten via Twitter – Warten ist aus der Mode gekommen. Selbst im privaten Bereich halten laut Reader's Digest zwei Drittel der Befragten höchstens fünf Minuten Überschreitung eines Termins für akzeptabel, lediglich 36% warten noch bis zu einer halben Stunde. Ältere legen dabei wohl noch mehr Wert auf Pünktlichkeit als jüngere Menschen.

Bei Terminverzögerungen in der Arztpraxis löst die Wartezeit unangenehme Gefühle beim Patienten aus, die sogar als Missachtung seiner Person gewertet werden kann.

Doch vielen Praxen ist die Wichtigkeit einer angenehmen Wartezimmeratmosphäre und Pünktlichkeit nicht in vollem Umfang bewusst, der Wartebereich wird daher oftmals vernachlässigt. Zu diesem Thema wieder ein Anekdote aus meinem Berufsleben:

Bericht aus der Praxis

Anfang 2011 wurde ich in eine Praxis gerufen. Der Inhaber, ein Oralchirurg und Zahnarzt, klagte über zu wenig Patienten. Er schob dies der immer größer werdenden Konkurrenzsituation in seinem Praxisumfeld zu. Am Telefon beteuerte er, der beste Chirurg weit und breit zu sein. Er maß dies daran, dass die Kollegen ihm immer dann Patienten schickten, wenn sie selbst „mit ihrem Latein am Ende waren". In der Praxis angekommen, entstand auch für mich eine Wartezeit. Das Haus, in dem sich die Praxis befand, war durchaus einladend gestaltet, der Eingangsbereich hell und freundlich. Echtholzparkett vermittelte eine hochwertige Ausstattung. Bis dahin hatte ich aber das Wartezimmer noch nicht gesehen. Am Fenster eine Gardine im 80er-Jahre-Design, die bestenfalls den altbackenen Muff des letzten Jahrhunderts widerspiegelte. Die Stühle hatten den Charme von Mobiliar aus dem Besprechungsraum des örtlichen Finanzamts. Braunes Metallgestell, braun genoppter, sichtbar durchgesessener Stoff, keine Lehne. Die Pflanze in der Ecke stammte vermutlich aus dem gleichen Jahr wie die Vorhänge. Es hätte mich nicht gewundert, wenn noch die Glückwunschkarte zur Praxiseröffnung vor dreißig Jahren an einem Ast gehangen hätte. Neben lieblos mit Tesafilm an der Wand befestigten Blättern, Kinderzeichnungen und Postkarten zierte ein Speiseplan von „Essen auf Rädern" aus dem Jahre 1991 (!!!) die Wand des Wartezimmers – inzwischen hatten wir 2011. Es hatte also mindestens 20 Jahre keine Renovierung der Praxis mehr gegeben. Das Zeitschriftenangebot, nun ja, dazu nur so viel: Der Praxisinhaber ist passionierter Angler, was sich unmissverständlich auch in seiner Praxisliteratur widerspiegelt. So schlummerten alle Ausgaben des „Anglerfreundes" neben einigen Kochzeitschriften, deren saisonalen Rezepte nicht mit der aktuellen Jahreszeit übereinstimmten. Außerdem war es viel zu kalt im Wartezimmer, keine Musik, die Akustik sehr hellhörig. Hier machte das Warten jedenfalls keinen Spaß.

Im Falle des Oralchirurgen war im Übrigen die lieblose Wartezimmeratmosphäre nicht der alleinige Grund für den kontinuierlichen Abwärtstrend der Patientenzahlen. In der Praxisanalyse kamen weitere Faktoren hinzu: Unfreundlichkeit der MitarbeiterInnen, kaum Beratungsbereitschaft des Zahnarztes, zu wenig Innovation, keinerlei aktives Marketing, keine aktive Patientensteuerung. Das Wartezimmer war nur das i-Tüpfelchen auf der Mängelliste der Praxis.

Dabei kann das Wartezimmerambiente so viel Lust auf die Behandlungsangebote der Praxis machen. Wenn Ausstattung, Design und Einrichtung stimmen, wird das Komfortwarten regelrecht zum „Powerwarten", wie auch Gerhard Riegl in seinem Buch „Erfolgsfaktoren für die zahnärztliche Praxis" meint. Powerwarten ist wirkungsvolles Warten. Der Patient fühlt sich wohl, kann sich während der Wartezeit bereits über das Angebot der Praxis informieren, sich ablenken, sich schon vorab auf die professionelle Zahnreinigung freuen. Ob Wartezimmer-TV, eigene Praxisfilme, ein iPad mit Patienteninformationen, ein Patientenbuch mit eindrucksvollen Bildern und Stories zu den einzelnen Versorgungsformen – der Kreativität, Warten erlebnisreich zu gestalten, sind keine Grenzen gesetzt.

Es gibt Praxen mit kleinen Balkons, die wahre grüne und bunte Oasen im Großstadtgetümmel sind und Patienten angenehmsten Wartekomfort bieten. Auch das gute alte Aquarium erfreut sich wieder neuer Beliebtheit aber bitte nur gepflegt und in ansprechendem Design. Einige Praxen stellen Spielkonsolen zur Verfügung, bieten einen Internetzugang, es gibt Musikboxen, Kopfhörer für Musik und Ton des Wartezimmer-TVs, Rätselhefte, Malbücher für Kinder und natürlich eine gepflegte Zeitschriftenauswahl. Und wenn schon Blumen, dann bitte kraftstrotzende Pflanzen und keine die selbst der Friedhofgärtner entsorgen würde.

▶ PRAXISKNIGGE KONKRET

Wie sieht also das ideale Wartezimmer aus? Eine allgemein gültige Antwort kann es hierauf nicht geben, zu verschieden sind die Geschmäcker und Ansichten. Aus Praxisknigge-Sicht jedoch sollte kurzes Warten beim Arzt durchaus eine positive Stimmung hervorrufen. Und dies ist nur in einem hellen, freundlichen, wohlriechenden und gut gelüfteten Wartebereich mit bequemen Sitzgelegenheiten möglich. Ob Wartezimmer-TV oder Musik ist Geschmackssache. Befragen Sie hierzu regelmäßig Ihre Patienten, dann erfahren Sie genau, was diese erwarten.

„Der Doktor ist heute schon voll" – Perfektes Terminmanagement

8

„...jedermann geht gern mit einem Menschen um und treibt Geschäfte mit ihm, wenn man sich auf seine Pünktlichkeit in Wort und Tat verlassen kann..."

Adolph Freiherr Knigge, Auszug aus
„Über den Umgang mit Menschen", 1.1.15.

Wie lange warten Patienten in Ihrer Praxis, bis sie einen Termin erhalten? Fast jeder möchte möglichst schnell den nächsten Termin, unabhängig davon, ob eine Behandlung schnell erfolgen muss oder kein Zeitdruck besteht. Gerade für stark nachgefragte Praxen entsteht hier eine ambivalente Situation. Weil die Praxis beliebt ist und somit einen regelrechten Sog auf Patienten ausübt, kommt es sehr schnell zu langen Terminvorlaufzeiten, von manchmal sechs bis acht Wochen oder mehr. Was auf den ersten Blick wie ein Luxusproblem aussieht, von dem nicht ausgelastete Praxen träumen, wird bei näherer Betrachtung meist als grober Terminmanagementfehler entlarvt. Denn viel hilft nicht unbedingt viel.

Zuverlässigkeit – das Aushängeschild Ihrer Praxis

Die Einhaltung von Terminen ist ein wichtiger Teil des Service in Ihrer Praxis. Kein Patient wartet gerne auf seine Behandlung, vor allem dann nicht, wenn sein Termin lange im Voraus geplant war.

Wer höchsten Komfort bieten möchte, verfolgt das „Null-Wartezeit-Prinzip". Patienten bewerten Praxen durchweg schlechter, wenn ungenaue Behandlungstermine immer wieder zu Verzögerungen führen. Die Toleranz zu warten ist bei anspruchsvollen Patienten deutlich niedriger ausgeprägt als bei Durchschnittspatienten. Pünktlichkeit ist die hohe Form des Service. Wartezeiten von höchstens zehn Minuten sind in einer gut organisierten Praxis tolerierbar. Alles andere aber schmälert Ihr Image nachhaltig. Hier ein Fall aus der Praxis:

Bericht aus der Praxis

„Mein Chef präpariert schon mal zwei Kronen in einer 01-Sitzung, für die gerade mal 15 Minuten eingeplant sind. Alle weiteren Behandlungstermine verschieben sich so um mindestens 45 Minuten, meist sogar mehr, Patienten werden ungeduldig, machen mich verantwortlich für die Zeitverzögerung und hinterfragen den Sinn, selbst fast zwei Monate auf einen Termin warten zu müssen, um dann im Wartezimmer noch mal eine Stunde oder sogar länger warten zu müssen. Allmählich weichen diese Eskapaden unseres Chefs unser ganzes Bestellsystem auf. Mir kommt es langsam vor, als ob die Patienten inzwischen unser Terminmanagement übernommen haben. Selbst die, die immer zuverlässig und pünktlich waren, kommen immer häufiger zwischendurch ganz ohne Termin. Weil sie ja wissen, dass sie trotzdem dazwischen geschoben werden. Und oft warten sie so eher noch weniger, als bei ihren Bestellterminen. Das ist zwar oft nur Zufall, bestätigt die Patienten jedoch darin, es mit den Terminen von uns nicht mehr ganz so genau zu nehmen." So der Bericht einer verzweifelten Praxismanagerin.

Diese Beschreibung ist, wie so oft, kein Einzelfall. Doch was bewegt einen Zahnarzt oder eine Zahnärztin dazu, plötzlich eine ganz andere Behandlung durchzuführen als geplant? Damit wir uns recht verstehen – wir sprechen hier von Behandlungen, die nicht zwingend notwendig sind.

Kann es sein, dass der Behandler dem Patienten, den er nun schon mal auf dem Stuhl sitzen hat, schnell die Kronen präparieren möchte, bevor dieser es sich womöglich wieder anders überlegt? Hat der Behandler so wenig Selbstvertrauen in seine Praxis, dass er das schnelle Geschäft mitnehmen möchte? Warum gönnt er sich und dem Patienten nicht eine allmähliche und vertrauensvolle Annäherung und plant die fällige Kronenpräparation erst dann, wenn der Patient bereit zu einer systematischen Behandlung ist und zuvor gut beraten wurde? Trotz fest vereinbarten Termins entsteht nun eine ungeplante Wartezeit, die alle folgenden Patienten verärgert. Auch wenn sich der spontan so umfangreich behandelte Patient vielleicht sogar freut, seine neuen Kronen so unerwartet schnell zu bekommen, verspielt die Praxis dabei eine große Chance, die ZE-Behandlung in der Wahrnehmung des Patienten aufzuwerten. In derlei Fällen sind nach meiner Erfahrung mehrere Szenarien denkbar.

Szenario eins erfreut den Patienten kurzfristig, weil er unerwartet schnell behandelt wurde. Dabei erfolgte aller Wahrscheinlichkeit keine umfassende Information und Beratung, was die spätere Zahlungswilligkeit des Patienten beeinträchtigen kann.

Szenario zwei setzt die Wertigkeit der neuen Kronen in der Wahrnehmung des Patienten herab. Eine Mitnahmekrone, wie „Cut and go" beim Friseur oder ein Menü im Schnellrestaurant. Und dann am Ende doch so teuer? Sie verspielen mit solch unbedachten Handlungen viel, zerstören einen geregelten Behandlungsablauf und verunsichern Ihre MitarbeiterInnen, verärgern Patienten und erzeugen so eine vermeidbare Unruhe in der Praxis. Werten Sie nicht Ihre zahnärztliche Kunst selbst ab, indem Sie schwierige Behandlungen mal eben so zwischendurch machen.

Liegt es vielleicht an der langweiligen Terminstruktur Ihrer Praxis, dass sich der Zahnarzt selbst Abwechslung verschaffen muss? Ist der Behandler genervt von einem Vormittag voller Schmerzpatienten, einem Nachmittag voller Untersuchungstermine und schafft sich mal eben selbst die dringend nötige Erlösung vom Termineinerlei?

▶ PRAXISKNIGGE KONKRET

Hier kann man Abhilfe schaffen. Lassen Sie sich Ihren Terminkalender wie eine abwechslungsreiche Speisekarte planen – mit langen und kurzen, anstrengenden und einfachen Behandlungen, genau so, wie Sie es gerne mögen. Und disziplinieren Sie sich, die Termine strikt einzuhalten – in Ihrem und vor allem im Sinne des Patienten. Geplante Behandlungen kann man inszenieren, auf den Patienten abstimmen, das Labor mit einbeziehen in Beratung, Farbnahme und bei der Einprobe. So erfährt der Patient, dass eine zahnärztliche Versorgung gut geplant und vorbereitet wird, dass er bestens aufgeklärt und informiert ist, lernt den Produzenten seiner neuen Zähne, den Zahntechniker, persönlich kennen. Dieser Aufwand beeindruckt Patienten und wertet die gesamte Behandlung, ja sogar die gesamte Praxis auf. Und schon relativiert sich der vermeintlich hohe Preis für die neuen Zähne.

Ungeplante Behandlungen sind fehleranfällig und bergen ein hohes Konfliktpotential, das es zu vermeiden gilt. Verzögerungen, die sich durch den gesamten Tagesplan schleppen, gehen zu Lasten der Patienten, die sich langfristig um ihre Termine kümmern, eine lange Vorlaufzeit für den nächsten Termin in Kauf nehmen, dann pünktlich erscheinen und dennoch warten müssen.

Analysen in Praxen haben gezeigt, dass anspruchsvolle und solvente Patienten derlei Unzuverlässigkeiten nicht lange mitmachen.

Verzögerungen vermeiden – Behandlerdisziplin und Selbsteinschätzung

Ein weiterer wichtiger Parameter erfolgreichen Terminmanagements ist die realistische Selbsteinschätzung des Behandlers oder der Behandlerin.

Bericht aus der Praxis

„Mein Chef will, dass wir für eine Kunststofffüllung 15 Minuten planen, er braucht aber meist mehr als 30 Minuten."

Die Folge: Stau im Wartezimmer, Terminverzögerungen, die sich den ganzen langen Tag kaum aufholen lassen, Verzicht auf die Mittagspause, unzufriedene Patienten und Mitarbeiter, ein gestresster Behandler – schlechte Stimmung auf der ganzen Linie. Ein gelungenes Zeitmanagement sieht anders aus.

Doch auch andere Gründe für Verzögerungen begegnen mir in so mancher Praxis: Dann gibt es zum Beispiel die Behandler, die, sind sie einmal im Büro, lange Telefonate führen und dabei die nächste Behandlung regelrecht vergessen. Ebenso zeitintensiv sind die Lieblingspatienten, mit denen Frau Doktor so gerne plaudert, z. B. der nette Herr Müller aus dem Ruderclub, oder Frau Weber, die jedes Mal so leckeren selbstgebackenen Kuchen mitbringt. Wenn dann noch der Implantatvertreter hereinschneit, ist an diesem Tag kein einziger Termin mehr zu halten.

▶ PRAXISKNIGGE KONKRET

Wenn nicht klar ist, wie lange einzelne Behandlungen dauern, messen Sie über eine Spanne von drei Monaten die Zeit, die diese in Anspruch nehmen. Für einige Behandlungen wird künftig mehr Zeit veranschlagt werden müssen, während für andere die Zeit gekürzt werden kann. Assistenzzahnärzte sind im Regelfall anfangs wesentlich langsamer als der Seniorchef einer Praxis, auch das muss bei der Terminplanung entsprechend berücksichtigt werden. Die Eigenheiten und „Marotten" der einzelnen Behandler spielen beim Zeitmanagement ebenfalls eine wesentliche Rolle. Berät Behandler A in der Erstsitzung einen Neupatienten wesentlich ausführlicher als der Kollege B, sind die 01-Sitzungen bei Behandler A und Behandler B mit unterschiedlichem Zeitbedarf anzusetzen.

Multifunktional – Terminbuch oder Auftragsbuch

Das Terminbuch hat nicht nur Verwaltungsfunktionen, es ist zugleich das Auftrags- und Zeitmanagementbuch der Praxis. Es muss bekannt sein, welchen Stundenumsatz die Praxis erbringen muss, um den erwünschten Überschuss zu erzielen. Und es muss feststehen, wie lange die einzelnen Behandlungen dauern dürfen. So kann eine Füllung, die 30 Minuten Behandlungszeit erfordert, entsprechend der Zeit, des Umfangs und des Schwierigkeitsgrads kalkuliert und wirtschaftlich abgerechnet werden. Wenn zudem der erforderliche Stundenumsatz pro Praxisstunde bekannt ist, wird das Terminbuch zum Auftragsbuch und steuert somit den erforderlichen Tagesumsatz. Durch regelmäßiges Vorabendbriefing (Alternative zum Morgenbriefing) werden Zimmerbelegung und Assistenzteam festgelegt und auf Behandler- bzw. Patientenwünsche abgestimmt. Wird das Terminbuch als Auftragsbuch verstanden, ist bekannt, wie viele ZE-Einheiten pro Woche/Monat/Quartal oder Jahr erbracht werden müssen, wie viele PZR-Behandlungen erfolgen müssen, wie viele PA-Behandlungen usw.

▶ PRAXISKNIGGE KONKRET

Achten Sie darauf, dass möglichst wenige Einzeltermine vergeben werden, sondern Behandlungen in systematischer Reihenfolge erfolgen. Das Gebot der Wirtschaftlichkeit verpflichtet jede Praxis hierzu. Auch Patienten nehmen lieber einmal ein halbes Jahr gefühlten Daueraufenthalt in einer Praxis in Kauf, wenn Sie danach nur noch zur jährlichen Kontrolle kommen müssen.

Bericht aus der Praxis

„Wir behandeln pro Quartal ca. 1.700 Patienten mit gerade mal zwei Behandlern. Der nächste freie Termin ist frühestens in sieben Wochen zu bekommen, meist jedoch noch später. Jede Terminvereinbarung wird zum Kampf zwischen meinen MitarbeiterInnen und unseren Patienten. Inzwischen greifen manche Patienten in die Trickkiste, kommen z. B. einfach ohne Termin vorbei, bestehen auf eine Behandlung. So haben wir dann nicht nur eine unerträglich lange Vorlaufzeit, sondern jeder einzelne Tag ist geprägt von unsäglichem Stress, Frust und Diskussionen mit verärgerten Patienten. Ich habe schon Sonntagabend Bauchschmerzen, weil ich weiß, dass gerade am Montagmorgen wieder viele ungeplante Situationen auf mich warten. Dabei wirft die Praxis kaum Gewinn ab, aber ich fühle mich erschöpft und schlapp. Zeit für Beratungen und Erklärungen fehlt. Zuzahlungen werden von den Patienten nicht akzeptiert. Meine Helferinnen meinen, dass wir unseren Patienten keine Zuzahlungen abverlangen können wie alle anderen Abzocker um uns herum. Dafür könnten wir stolz darauf sein, dass wir so beliebt wie keine andere Praxis in unserer Stadt sind."

Ein Horrorszenario, meinen Sie? Gewiss – aber beileibe kein seltenes. Nicht wenige Praxen leiden unter dem „Ach-wir-sind-ja-so-beliebt-Syndrom" und sonnen sich in der Gewissheit, viel mehr Patienten anzuziehen als andere Kollegen in der Stadt. Sie fühlen sich als Bewahrer „der guten alten Zeiten", in denen das deutsche Gesundheitswesen eine Vollkaskoversicherung für alle war. Diese Ärzte besuchen Fortbildungen wie alle anderen – können aber das Wissen gar nicht vollumfänglich anwenden. Weil sie gar keine Zeit dazu haben! Verschlechtert sich unter diesen Bedingungen ganz allmählich die objektive Behandlungsqualität, nimmt das der Zahnarzt nicht einmal selbst wahr. Subjektiv fühlt er sich immer noch als der, der besser ist als alle anderen. Denn 1.700 Patienten im Quartal können nicht irren! Doch, das können sie. Denn hier weicht das Eigen- vom Fremdbild der Praxis gravierend ab.

Diese Ärzte sind regelrechte „Gutmenschen", die selbst dann Zugeständnisse machen, wenn sie sich diese gar nicht leisten können. Sie können dabei sogar, wie unser Zahnarzt, in eine finanzielle Schieflage geraten, kommen aber aus eigener Kraft aus diesem Hamsterrad nicht heraus. Betrachtet man die Situation von außen mit unverstelltem Blick, liegt eine unangenehme, aber höchstwahrscheinliche Wahrheit nahe: Die vielen Patienten suchen die Praxis nicht auf, weil sie von deren Behandlerqualität überzeugt sind, sondern weil sich die Praxis leicht fremdsteuern lässt. Das Terminmanagement liegt hier nicht in den Händen der Mitarbeiter, sondern wird von den Patienten bestimmt. Wirtschaftlich betrachtet entscheiden die Patienten auch über den finanziellen Erfolg oder Misserfolg der Praxis. Und das Hamsterrad dreht sich immer weiter.

In einer ausführlichen Praxisanalyse verifizierte sich die Anfangsvermutung sehr schnell. Die große Nachfrage konnte man in der einfachen Formel „billig und bequem" zusammenfassen. Behandler und Team erkannten, dass sie die Steuerung der Praxis den Patienten überlassen hatten. Dieser Zustand musste korrigiert werden. Es fiel dem Praxisteam nicht leicht, sich aus der Komfortzone herauszubewegen und gewohnte Glaubenssätze zu überprüfen. Das war aber nötig, um das Ruder herumzureißen, da bereits die gesamte Existenz der Praxis, sowie die Gesundheit des Behandlers auf dem Spiel standen.

▶ PRAXISKNIGGE KONKRET

Wer keine Zeit für Beratung und Patientengespräche hat, versagt dem Patienten elementare Grundbedürfnisse, nämlich die Anteilnahme, das Interesse an der Person, die nötige Wertschätzung. Bei 60, 80 oder mehr Terminen am Tag, kann diese Wertschätzung und die nötige Aufmerksamkeit für den Einzelnen nicht mehr erbracht werden. Patienten werden zu Nummern, die 08-15-Behandlungen erhalten. Nur wer Zeit für Gespräche hat, erfährt, welche Erwartungen der Patient an die Praxis hat. Und nur wer weiß, was der Patient erwartet, kann diese Erwartungen auch erfüllen und schließlich adäquat berechnen. Patienten spüren sehr schnell, ob sich eine finanzielle Investition lohnt oder nicht.

Alles Abstimmungssache – ZE-Termine

ZE-Termine werden vom Präparationstermin bis zum Einsetzen der fertigen Arbeit durchgeplant. Von Laborseite gibt es vorgegebene Terminintervalle, die Sie nicht unterschreiten sollten. Nimmt ein Arbeitsschritt im Labor zehn Arbeitstage in Anspruch, sollten Sie diese auch im vollen Umfang einplanen – und zwar ohne Samstag und Sonntag (Oder sind das bei Ihnen Arbeitstage?).

Für den Patienten spielt es kaum eine Rolle, ob er zwei oder drei Tage länger auf seine neuen Zähne warten muss. Viel wichtiger ist, dass die Arbeit tadellos passt. Und die Chance, dass sie das tut, steigt, wenn der Techniker ausreichend Zeit für diese Sonderanfertigung hat.

Zahnersatz ist eben kein Fertigprodukt, sondern Maßanfertigung. Der kluge Zahnarzt respektiert die Zeitvorgaben des Laborpartners und setzt diesen nicht unnötig unter Druck. Benötigt jedoch einer Ihrer VIP-Patienten einmal schnelle Hilfe aus dem Labor, ist dieses sicher gerne bereit, den Wunsch Ihres Patienten zu erfüllen. Gegenseitige Beachtung der Spielregeln ist die Garantie für ein erfolgreiches Miteinander. Dies erfordert aber auch vom Partner der Praxis, in diesem Falle das Dentallabor, eine ebenso hohe Servicebereitschaft wie von der Praxis selbst.

▶ PRAXISKNIGGE KONKRET

Eine gelungene ZE-Planung beginnt schon mit der exakten Terminierung. Bereits der ZE-Beratungstermin muss sorgfältig vorbereitet werden und erfordert ein entsprechendes Zeitbudget.
Gehört ein PZR-Termin als präprothetische Leistung dazu, wird auch dieser Termin frühzeitig eingeplant. Präp- und Einprobetermine, Einsetzen und eventuelle Nachkontrollen werden in einem Zug durchgeplant. Hüten Sie sich davor, Pa-

tienten zu einem Termin regelrecht zu überreden. Sie laufen sonst Gefahr, dass er diesen im letzten Moment absagt oder erst gar nicht wahrnimmt.
Informieren Sie den Patienten, dass die Zahnersatz-Termine alle voneinander abhängen. Fällt ein Termin aus, sind alle Folgetermine hinfällig. Nur wenn der Patient um die Wichtigkeit dieser Termine weiß, wird er sie einhalten. Wie schon in anderem Zusammenhang erwähnt, empfehlen sich Terminplanungszettel, auf denen neben dem eigentlichen Termin auch die Dauer der Behandlung angegeben sowie die Art der Behandlung kurz beschrieben wird. Der Patient muss wissen, dass er nach einem Präp-Termin den restlichen Tag eingeschränkt ist, um seinerseits Termine entsprechend planen zu können.

Fingerspitzengefühl und Erfahrung – Zeitplanung von Schmerzbehandlungen

Bericht aus der Praxis

„Was sollen wir nur machen – an manchen Tagen werden wir von Schmerzpatienten förmlich überrannt. Hinzu kommt, dass sich auch noch Patienten dazwischen schieben, die Schmerzen nur vorgeben. Und unser Chef? Der gibt denen sogar noch den Stempel ins Bonusheft. Und unsere guten und pünktlichen Patienten müssen lange warten, obwohl die sich ihren Termin schon vor Monaten geholt haben. Wir bekommen dann den ganzen Unmut der wartenden Patienten zu spüren. Bei uns schimpfen sie, aber sobald sie im Behandlungszimmer sind, scheint alles vergessen zu sein."

Zunächst einmal ist hier eine klare Ansage gefragt. Schmerzpatienten sollen wissen, dass sie bei Schmerzen schnellstmöglich behandelt werden. Voraussetzung hierfür ist aber Ehrlichkeit und eine gesunde Selbsteinschätzung des Schmerzvermögens. Eine versierte Rezeptionskraft erfährt durch geschickte Gesprächsführung, ob der Schmerzfall ganz dringend ist, oder ob der Patient in ein, zwei Tagen einen regulären Termin akzeptieren kann. Nicht alles ist so dringend wie es scheint. Der Patient übertreibt womöglich ein bisschen, das ist verständlich. Doch wenn er weiß, er erhält in absehbarer Zeit bereits einen regulären Termin und muss dafür nicht mehrere Stunden im Wartezimmer sitzen, wird ihn das überzeugen – sofern seine Schmerzen nicht so dringlich sind, dass eine umgehende Behandlung erforderlich ist. Wie sinnvoll sind Pufferzonen? Eine prima Sache – aber nur dann, wenn alle den Puffer auch als solchen begreifen und freihalten. Nur allzu oft sind gerade die Pufferzeiten, die z. B. für Schmerzpatienten reserviert werden, schon Wochen im Voraus voller geplant als der Rest des gesamten Bestellbuches. Und damit wird die Pufferzone zur Stresszone.

Gute Erfahrungen machen Praxen jedoch mit der „Schmerzsprechstunde", die z. B. am Montag von 11.00 bis 12.00 Uhr angeboten wird und freitags um 16.00 Uhr. Wenn Patienten wissen, dass es eine spezielle Schmerzsprechstunde gibt, nehmen sie diese gerne wahr. Doch es muss natürlich bekannt sein, dass die Praxis diesen Service anbietet. Bitte in der Praxis, auf der Website der Praxis, im Praxisflyer und auf dem Anrufbeantworter der Praxis etc. über diesen speziellen Service unbedingt informieren. Es lohnt sich!

▶ PRAXISKNIGGE KONKRET

Idealerweise wissen Patienten, dass sie auch im Schmerzfall vorher anrufen sollten, um die Planung zu erleichtern. Niemand möchte gerne „Zeit mitbringen" und stundenlang in der Praxis warten. Bei einem vorherigen Anruf kann die Terminmanagerin der Praxis Zeiten anbieten, die mit wenig Wartezeit verbunden sind. Und wenn jemand mit erkennbar starken Schmerzen ohne Anruf in die Praxis kommt, wird er, natürlich schnell und ohne lange auf der Strafbank zu sitzen, behandelt.
Grund genug, den Patienten von Ihrem Recallsystem zu überzeugen, um solch leidvolle Erfahrungen künftig auszuschließen.

Unpünktlichkeit – Stresstest für Ihr Servicekonzept

Wartezeiten sind aus der Sicht der Praxis scheinbar unumgänglich, der Patient jedoch setzt Terminpünktlichkeit voraus, da er sonst seine weitere Tagesplanung nicht einhalten kann. Einst galten lange Wartezeiten noch als Zeichen einer gutgehenden Praxis, heute bewertet der anspruchsvolle Patient schlechtes Zeit- und Praxismanagement negativ. Längere Wartezeiten zeugen von mangelhafter Organisation und geringer Wertschätzung für die Zeit Ihres Patienten.

Bericht aus der Praxis

„Zuerst saß ich trotz Terminvereinbarung fast eine Dreiviertelstunde im Wartezimmer. Dort war es heiß und stickig. Niemand teilte mir den Grund der Verzögerung mit. Leute, die nach mir ankamen, wurden vor mir aufgerufen. Ich hatte fast den Eindruck, man hätte mich vergessen. Als ich endlich aufgerufen wurde, schien die Behandlung in greifbare Nähe gerückt zu sein und mein Ärger verflog fast schon. Bis ich dann im Sprechzimmer weitere 25 Minuten wartete, bis mein sichtlich abgehetzter Zahnarzt endlich zu mir kam. Ohne sich mit mir zu unterhalten, stülpte er sich erst seinen Mundschutz über, der bereits baumelnd an einem Ohr hing und auf dem sichtbare rote Pünktchen – wahrscheinlich Blut – zu sehen waren. Danach streifte er die Handschuhe über, fragte die zahnärztliche Assistentin in hörbar genervtem Tonfall, was denn bei mir zu tun sei. Mit piepsiger Stimme antwortete diese und dann griff der Zahnarzt beherzt zum Bohrer.
Aber nicht einmal die Behandlung verlief dann ungestört, mehrmals teilte eine ebenfalls hörbar gestresste MitarbeiterIn mit, dass Frau X und Herr Y bereits seit längerer Zeit warten und allmählich sauer würden. Ich hatte das ungute Gefühl, dass niemand richtig bei der Sache war und ich als Störfaktor galt – und das, obwohl neben der Behandlung auch noch die Planung einer ebenso großen wie kostspieligen Behandlung stattfinden sollte."

Ein bisschen dick aufgetragen, meinen Sie? Mitnichten. Im Rahmen einer Patientenbefragung, die eine Praxis mit unzumutbar langen Wartezeiten in Auftrag gab, war dies der Beitrag eines Patienten.

Wenn die MitarbeiterInnen der Deutschen Bahn nicht umgehend den Grund für Verzögerungen auf der Strecke mitteilen, beschweren sich die Fahrgäste. Und sie haben Recht. Als zahlender Kunden haben sie Anspruch auf Information.

Das Gleiche gilt natürlich auch für eine Zahnarztpraxis. Ein Patient, der einen Termin in der Praxis vereinbart hat, geht davon aus, dass er pünktlich behandelt wird. Im Regelfall ranken sich um den Zahnarzttermin weitere Termine des Patienten. Es muss vielleicht das Kind aus dem Kindergarten geholt werden, man ist verabredet oder hat im Büro versprochen, in 30 Minuten zurück zu sein. Die unorganisierte Praxis stiehlt dem Patienten wertvolle Zeit und das nimmt dieser – zu Recht – übel!

Bericht aus der Praxis

„Mein Chef hält sich so gut wie nie an die Zeitvorgaben der vereinbarten Patiententermine. Meist macht er viel mehr als geplant – übrigens ohne den Patienten vorher zu fragen. Der beschwert sich dann hinterher bei uns, ist unfreundlich und lässt seinen ganzen Ärger an uns aus.
Die Terminverzögerungen bedeuten, dass wir manchmal mehr als eine Stunde in Verzug geraten – entsprechend ungehalten sind dann auch unsere Patienten! Und unsere Pausen können wir auch nicht einhalten. Manchmal haben wir nicht einmal eine Mittagspause, weil wir trotz Verspätung vor der Nachmittagssprechstunde alles vorbereiten müssen. Und wenn es dann abends fast täglich auch noch später wird als geplant, geht unsere Laune ganz in den Keller. Wenn das so weitergeht, werden wohl einige Kolleginnen bald kündigen. Erste Bewerbungen laufen bereits."

Patientenzufriedenheit und damit eine generelle Zuzahlungsbereitschaft lassen sich durch Servicestandards leicht erzielen. Terminpünktlichkeit spielt dabei eine entscheidende Rolle. Das Klagelied des Patienten oben ist keine Seltenheit. Die Unzufriedenheit der MitarbeiterInnen ebenfalls nicht. Der Behandler erscheint im Zimmer, in dem der Patient schon eine Weile vor sich hindämmert, reißt die Tür auf, stürmt herein – und greift sofort nach den Instrumenten! Wenn dann noch die zahnärztliche MitarbeiterIn förmlich mit der Gerte zur Eile mahnt und so die Behandlung zu einem unerfreulichen Erlebnis wird, wird der Besucher Ihre Praxis wohl kaum in positiver Erinnerung behalten. Selbst wenn das Behandlungsergebnis erstklassig ausfällt, wird der Patient der Praxis in der Gesamtbewertung schlechte Noten geben und sich mit Abwanderungsgedanken tragen.

PRAXISKNIGGE KONKRET

Ist eine Terminverzögerung einmal unvermeidlich, informiert die Assistenz unverzüglich die Rezeption. Diese wiederum informiert sofort alle wartenden Patienten und ruft umgehend alle Patienten mit einem späteren Termin an, um diese ebenfalls zu informieren bzw. umzubestellen. Natürlich wird der Arzt im Behandlungszimmer und damit der gerade behandelte Patient nicht durch andauernde Quengeleien wegen der Terminüberschreitung belästigt. Behandler und Assistenz erkennen anhand des Tagesplans sehr genau, ob sie sich im Zeitrahmen bewegen oder in Verzug sind.

Fachkompetenz alleine reicht nicht – Profis helfen Profis

Da Zahnärzte meist keinen Vergleich mit anderen Praxen haben, bemerken sie manchmal viel zu lange nicht, dass sie auf eine Katastrophe zusteuern. Ein guter Steuerberater, der nicht nur ein Zahlenverwalter, sondern ein Berater und Hilfssteuermann ist, kann hier für Transparenz sorgen. Kanzleien, die sich auf Heilberufe, insbesondere Zahnärzte, spezialisiert haben, können im Vergleich mit anderen Praxen herauslesen, ob sich die Praxis in gefährlichem oder ruhigem Fahrwasser befindet. Auch das Jahrbuch der KZBV gibt Aufschlüsse über die Kostenstrukturen in Zahnarztpraxen. Spätestens der Kontoauszug sollte auch dem betriebswirtschaftlich unerfahrenen Praxisinhaber zeigen, ob der Ertrag der Praxis ausreichend ist.

Jedem Praxisinhaber muss jedoch klar sein, dass gute Zahnmedizin allein nicht reicht. Eine Praxis zu fachlichem und wirtschaftlichem Erfolg zu führen, ist eine anspruchsvolle Managementaufgabe, die nicht immer vom Behandler alleine bewältigt werden kann.

Gemeinsam mit einem externen Berater/Coach, einer exzellenten Steuerkanzlei, einem aktiven und fortschrittlichen Dentallabor, und natürlich einem motivierten Praxisteam sollte dies aber gelingen.

PRAXISKNIGGE KONKRET

Da nicht jede Praxis sich einen Stab von externen Partnern leisten will oder kann, biete ich meinen Kunden „Gruppencoachings" an. Gemeinsam mit Praxen ähnlicher Struktur, die sich jedoch nicht in einer Wettbewerbssituation zueinander befinden, werden Strategien entwickelt und die eigene Positionierung erarbeitet. Gemeinsames Lernen und Feiern ist der Schlüssel zum Erfolg. Jeder Teilnehmer gibt kreative Ideen und Lösungsansätze in den gemeinsamen Ideenpool. Es lodern Flammen, die neue Wege ausleuchten, ohne erfolgreiche Pfade aufzugeben. Kurskorrekturen sind erwünscht! Das Motto lautet dabei: „Burn in statt Burn out!"
Auf der Seite www.praxis-knigge.de finden Sie mehr Informationen über die Idee der gemeinsamen kollegialen Weiterentwicklung.

9 Schiedsrichtermethode und Exitmanagement ist aktive Patientensteuerung

„…Wir sehen die erfahrensten, geschicktesten Männer, bei alltäglichen Vorfällen, unzweckmäßige Mittel wählen; sehen, dass es ihnen misslingt, auf andre zu würken, daß sie, mit allem Übergewichte der Vernunft, dennoch oft von fremden Torheiten, Grillen und von Eigensonne der Schwächern abhängen, daß sie von schiefen Köpfen, die nicht wert sind, mit ihnen verglichen zu werden, sich müssen regieren und misshandeln lassen, daß hingegen Schwächlinge und Unmündige an Geist Dinge durchsetzen, die der Weise kaum zu wünschen wagen darf…“

Adolph Freiherr Knigge, Auszug aus
„Über den Umgang mit Menschen“ I. Einleitung 1.

Ohne Patientensteuerung ist eine wirtschaftliche Praxisführung nicht möglich. Die Gewinnung von Wunschpatienten, für deren Bedürfnisse das Behandlungsangebot der Praxis und ein darauf abgestimmter Service entwickelt werden, ist das Ziel. Dabei gibt es kein allgemeingültiges „Backrezept für Wunschpatienten". Das Wunschpatientenprofil ist abhängig von der Ausrichtung, dem Behandlungsangebot und den Zielen der Praxis. So hat ein Implantologe ein anderes Wunschpatientenprofil als ein Kinderzahnarzt – oder ein Endontologe. Die Entwicklung eines Wunschpatientenprofils gehört in jedem Fall zu den Basisaufgaben eines Praxischefs. Dabei geht es nicht um allgemeine Profilparameter, wie z. B. „unser Wunschpatient soll zuzahlungsfreudig sein", sondern um messbare Eigenschaften. Dies kann z. B. dessen

Empfehlungsaktivität sein, seine Compliance für Prophylaxe, die Wiederkehrquote usw.

Wenn ich in einem Seminar frage, welche Patienten meine Teilnehmer am liebsten behandeln, höre ich häufig: „Nette, freundliche und pünktliche Patienten." Dann, ein bisschen später und deutlich verlegener, kommt dann meist noch das Attribut „zuzahlungsbereit" hinzu. Endlich! Zumindest einer, der sich traut, das auszusprechen. Mit freundlichen und pünktlichen Patienten alleine kommt keine Praxis aus. Dennoch sind auch diese Parameter unverzichtbar. Doch etwas konkreter darf es schon sein. Die Knigge-Praxis hat folgende KPI's (Key Performance Indicators, also Leistungskennzahlen) als Mindestanforderung für ihr Wunschpatientenprofil vorausgesetzt:

1. **Wiederkehrquote jährlich mindestens zwei Mal.**
   Diese Patienten zeichnet ein hohes Gesundheitsbewusstsein und Bereitschaft zu regelmäßiger Vorsorge (Recall mind. zweimal jährlich) aus und trägt zu einer idealen Liquiditätsintensität der Praxis bei.
2. **Hohe Empfehlungsbereitschaft**
   Ein Patient, der die Praxis gerne und häufig weiterempfiehlt, und zwar ebenfalls an die „richtigen" Patienten, hat eine hohe Bindung an die Praxis aufgebaut, was eine ideale Ausgangslage für eine optimale Patientenbeziehung bietet.

Wenn das Wunschpatientenprofil der Praxis feststeht, geht es darum, die Erwartungen dieser Patientenzielgruppe zu erfahren und zu erfüllen. Dies geschieht per Patientenbefragung, bei der Patientenneuaufnahme, im persönlichen Gespräch und zusätzlich anhand einer regelmäßigen Patientenbefragung.

Basis für eine transparente und für alle Beteiligten nachvollziehbare Patientensteuerung ist z. B. die klassische Einteilung nach der ABC-Methode, wahlweise der Sterne-Methode (3-, 4-, 5-Sterne, Einteilung nach den gleichen Kriterien wie bei der ABC-Klassifizierung), der VIP-Methode etc.

A-, 5-Sterne- oder VIP-Patienten sind Wunschpatienten. Alle Service-, Marketing- und Werbemaßnahmen zielen darauf ab, möglichst viele dieser Kandidaten anzusprechen und für die Praxis zu gewinnen.

PRAXISKNIGGE KONKRET

Anhand der Patientenstatistik einer Beispielpraxis zeigt sich, dass insbesondere weibliche Patienten zwischen 40 und 50 Jahren einen hohen Anteil der Besucher ausmachen. Es macht Sinn, Servicekonzepte genau für diese Patientenzielgruppe zu entwickeln. Basis hierfür kann eine Befragung der Zielgruppe sein. Wenn dieses zielgruppenspezifische Servicepaket dann noch durch aktives Praxismarketing bekannt gemacht wird, gewinnt die Praxis genau die Patienten, oder wie in diesem Fall die Patientinnen, die sie haben möchte.
Auch der umgekehrte Fall ist denkbar. Die Praxisstatistik weist beispielsweise überdurchschnittlich viele Kinder als Patienten auf. Die Praxis will jedoch eher Erwachsene, z. B. Implantatpatienten, gewinnen. Dann muss die Praxisleitung Serviceleistungen für Kinder einschränken und dafür den Service für die Zielgruppe Implantatpatienten ausweiten und bekannt machen. Da die Knigge-Praxis jedoch stets Wert auf Stil und beste Umgangsformen legt, geschieht die Verschiebung der Patientenzielgruppe wertschätzend und angemessen. Es können z. B. neue Kinderpatienten, die die Praxis nicht mehr aufnehmen möchte, in die nächstgelegene Kinderzahnarztpraxis weiter empfohlen, sozusagen überwiesen, werden. Gut geeignet hierfür sind ein bis zwei gemeinsame Patientenveranstaltungen mit dem Kinderzahnarzt. So wird den Eltern klar, dass die bisherige Praxis ihre Kinder nicht einfach loswerden möchte, sondern für eine gute Weiterbehandlung bei einem exzellenten Kollegen Sorge trägt. Diese Form von Wertschätzung wird dann auch skeptische Eltern überzeugen und diese weiter in der Praxis halten können, obwohl die Kinder nicht mehr Patienten der Praxis sind.
Die Vorteile eines solchen Kollegennetzwerkes liegen auf der Hand. In der Praxis entstehen freie Ressourcen für die Bedienung der Wunschpatientenzielgruppen. Es werden aber andere Patienten nicht einfach weggemanagt, sondern liebevoll in die Hände des Kollegen gegeben.
B-Patienten oder 4-Sterne-Patienten bilden die Basis einer jeden Praxis. Ihnen fehlen einige entscheidende Parameter, um als A-Patient eingeordnet zu werden. Der Umgang und die Betreuung für B-Patienten erfolgt natürlich mit ebenso viel Stil und Klasse wie bei A-Patienten. Der Unterschied ist nur in den entsprechenden Servicepaketen erkennbar, niemals jedoch im Umgang und der Patientenkommunikation. Erfahrungen aus zahlreichen Praxisberatungen

zeigen, dass sich B-Patienten in besonders serviceorientierten Praxen durchaus zu A-Patienten „upgraden“ lassen.
Als C-Patienten oder 3-Sterne-Patienten gelten Besucher, die nicht so gut zur Praxis passen. Hierunter fallen z. B. Patienten, die nur die reine Schmerzbehandlung durchführen lassen und eine weiterführende Behandlung ablehnen. Auch Patienten, die unpünktlich zu Terminen erscheinen, unentschuldigt fernbleiben, es mit der Zahlungsmoral nicht so genau nehmen und die Praxis nach außen hin verunglimpfen, fallen darunter. Diesen Patienten steht natürlich nur ein Minimalservice zur Verfügung, der nicht vergleichbar mit dem Service für 4- und 5-Sterne-Patienten ist. In der Qualität der zahnärztlichen Behandlung und im wertschätzenden Umgang mit diesen Patienten ist jedoch ebenfalls kein Unterschied erkennbar.

Verwarnung oder Platzverweis – Patientensteuerung mit der Schiedsrichtermethode

Eine exakte Terminplanung erfordert die Mitarbeit aller Beteiligten. Die pünktliche Einhaltung von Terminen ist für die Praxis aus wirtschaftlichen Gründen ein absolutes Muss, trägt aber auch zu einer hohen Patientenzufriedenheit bei.

Die Schiedsrichtermethode nutzt zur Patientensteuerung die gelbe und die rote Karte, die sich im Fußball bewährt hat. Die gelbe Karte ist eine Verwarnung bei Verstößen gegen die Spielregeln oder bei unsportlichem Verhalten. Bei groben Verstößen wird jedoch nicht nur verwarnt, sondern mit der roten Karte der Platzverweis ausgesprochen.

Ein Patient, der einen Termin unentschuldigt versäumt, verstößt damit gegen die Praxisspielregeln und erhält die gelbe Karte. Patienten müssen wissen, dass sie nicht kommen und gehen können wann sie gerade wollen. Patientensteuerung muss transparent und verständlich für Patient und Team sein. Informieren Sie Patienten und Team über die Spielregeln Ihrer Praxis und die Konsequenzen bei Nichteinhalten dieser Regeln. Dies kann z. B. in Ihrem Praxisflyer kommuniziert werden, auf Ihrer Webseite, auf dem Patientenerfassungsbogen für Neupatienten, oder auch im persönlichen Gespräch.

Ihr Patient erwartet von Ihrer Praxis pünktliche Termine. Im Umkehrschluss dürfen auch Sie von Patienten Pünktlichkeit und Zuverlässigkeit erwarten, ja müssen dies sogar voraussetzen, um eine wirtschaftliche und serviceorientierte Praxisführung überhaupt erst möglich zu machen.

PRAXISKNIGGE KONKRET

Nachdem Herr Maier in der Beispielpraxis einen Termin unentschuldigt versäumt hat, ruft die PraxismitarbeiterIn den Patienten an.

Bericht aus der Praxis

„Herr Maier, wir haben gestern auf Sie gewartet. Sie haben Ihren Behandlungstermin von einer Stunde ohne Absage versäumt. Das hat uns ziemlich durcheinander gebracht, da wir den von Ihnen versäumten Termin so kurzfristig nicht neu belegen konnten. Den damit verbundenen Honorarausfall werden wir Ihnen diesmal jedoch noch nicht in Rechnung stellen, müssen uns dies jedoch für künftige Versäumnisse vorbehalten. Sie haben das ja mit Ihrer Unterschrift bei der Anmeldung in unserer Praxis billigend zur Kenntnis genommen. Wir können unsere sprichwörtliche Pünktlichkeit nur aufrechterhalten, wenn auch unsere Patienten pünktlich und zuverlässig sind. Was können wir beitragen, um Ihnen künftig die Einhaltung eines vereinbarten Termins zu ermöglichen?"

Versäumt dieser Patient eine weitere Behandlung, winkt die rote Karte, der Platzverweis.
Zu hart meinen Sie? Dann denken Sie einmal wirtschaftlich. Ihre Behandlerstunde ist vielleicht 250 Euro oder mehr wert. Können Sie den Ausfall nicht mit anderen Behandlungen kompensieren, bleibt der Verlust. Rechnen Sie hoch, was nicht eingehaltene Termine pro Woche, pro Monat, pro Jahr kosten! Nicht zu vergessen, die Kosten für Kaffee und Kondensmilch. Erfahrungsgemäß steigt ja der Kaffeeverbrauch des gesamten Teams bei ausgefallenen Terminen drastisch an, schließlich muss die Wartezeit auf den nächsten Patienten ja überbrückt werden. Aber auch ohne diesen nicht ganz ernst gemeinten Zusatz sind nur Patienten erwünscht, die sich an die vereinbarten Termine halten. Ansonsten wird das

Vertrauensverhältnis zwischen Praxis und Patient nachhaltig gestört, wenn nicht gar zerrüttet. Ein exaktes Terminmanagement ist nur möglich, wenn sich alle Beteiligten, Arzt/Zahnarzt, Team und Patienten an die Vereinbarungen halten.

Stilvolles Exitmanagement – Zeit für die richtigen Patienten

Die Angst, säumige Patienten ganz zu verlieren, sollte der Erkenntnis weichen, dass diese Verluste sogar regelrechte Glücksfälle sein können. Durch den gesteuerten Verlust unzuverlässiger Patienten gewinnen Sie Zeit für die „richtigen Patienten", die Termine zuverlässig einhalten und wertvoll für die Praxis sind. Ein unzuverlässiger Patient ist ein Patient, der keine große Bindung zu Ihrer Praxis hat, die Spielregeln verletzt und sich grob unsportlich verhält. Somit kann er auch von der Praxisseite aus kein Vertrauen erwarten. In solchen Fällen verfährt der findige Praxischef nach dem Standard des praxisindividuellen Exitmanagements. Anstatt allzu lange an nicht zufriedenstellenden Patientenbeziehungen herumzudoktern, sollte der Sache stil- und respektvoll ein angemessenes Ende gesetzt werden. Der Verzicht auf unzuverlässige Patienten schafft freie Kapazitäten für die Patienten, die an einer erfolgreichen Arzt-Patienten-Beziehung interessiert sind, Ihre Zeit wertschätzen und Ihren Behandlungsvorschlägen folgen.

▶ PRAXISKNIGGE KONKRET

Bericht aus der Praxis

„Wir haben einige Patienten, die zwar nett, aber total unzuverlässig sind. Meist erscheinen sie nur bei Schmerzen, erwarten dann eine schnelle „Heilung" und wollen nichts zuzahlen. Weiterführende und dringend nötige Termine werden dann wieder versäumt. Erst wenn der Patient wieder Schmerzen hat, sehen wir ihn wieder."

Wenn die nach der Schmerzbeseitigung vereinbarten Termine nicht eingehalten werden, greift auch hier die Schiedsrichtermethode. Wird die rote Karte ausgeteilt, ist der Patient kein Patient dieser Praxis mehr. Das Rote-Karte-Gespräch führt eine geschulte MitarbeiterIn oder der Praxisinhaber selbst.

Natürlich gelten auch in diesem Gespräch aktuelle Umgangsformen. Der Patient wird nicht beleidigt oder beschämt. Es geht um die Sache, nicht um den Menschen. Der unzuverlässige Patient in unserem Beispiel ist durchaus sympathisch – aber dennoch durch seine Unzuverlässigkeit untragbar für die Praxis. Sprechen Sie in der Ich-Form, z. B. „Frau Meiser, ich denke, das Vertrauensverhältnis zwischen uns ist durch Ihre häufigen Terminversäumnisse nachhaltig gestört. Ich werde Sie deshalb nicht mehr weiterbehandeln." Ideal ist der abrupte Abbruch, frei nach dem Motto: „Lieber ein Ende mit Schrecken als ein Schrecken ohne Ende." Arbeiten Sie mit dem eventuellen Folgebehandler des Patienten kooperativ zusammen, übersenden Sie benötigte Unterlagen und Dokumente. Und bleiben sie stark. Vereinbaren Sie keinesfalls weitere Termine – auch wenn der Patient noch so sympathisch darum bittet. Konsequenz zahlt sich immer aus, ist aber mitunter anstrengend. Nur wenn alle Beteiligten wissen, dass es in Ihrer Praxis Spielregeln gibt, die bei konsequenter Einhaltung für alle von Vorteil sind, werden die richtigen Patienten dies zu schätzen wissen und sich daran halten. Allerdings erwartet der Patient dann auch von Praxisseite konsequente Pünktlichkeit, auf die er sich verlassen kann. Und auch nur dann, wenn diese Pünktlichkeit Standard in Ihrer Praxis ist, kann die Schiedsrichtermethode die erwünschte erzieherische Wirkung entfalten. Ansonsten gestalten sich Patienten ihre Termine selbst, weil sie davon ausgehen, wieder einmal unnötig lange warten zu müssen und kommen dann einfach aus freien Stücken 15 Minuten später als geplant, oder irgendwann einfach ganz ohne Termin.

Sie bieten und erwarten Pünktlichkeit. Nur wer diese Spielregeln akzeptiert, kann Patient in Ihrer Praxis sein. Denn nur dann generieren Sie wertvolle Zeit für die Patienten, die eine ausführliche Beratung, ein vertrauensvolles Erstgespräch und ein „kleines Schwätzchen" vor und nach der Behandlung zu schätzen wissen. Es sind diese kleinen, für manchen vielleicht unwichtig erscheinenden zwischenmenschlichen Schwingungen, die für eine nachhaltige Patienten-Arzt-Beziehung sorgen.

„Wenn alles zusammen kommt" – Der Rezeptionsknigge

10

„Wir werden täglich gewahr, daß die klügsten und gelehrtesten Männer, wenn nicht zuweilen die untüchtigsten zu allen Weltgeschäften, doch wenigstens unglücklich genug sind, durch den Mangel einer gewissen Gewandtheit, zurückgesetzt bleiben, und daß die Geistreichsten von der Natur mit allen innern und äußern Vorzügen beschenkt, oft am wenigsten zu gefallen und zu glänzen verstehen."

Adolph Freiherr Knigge,
Auszug aus „Über den Umgang mit Menschen".

Die zahnärztliche Rezeption ist Arbeitsplatz, Telefonzentrale und Empfangsbereich in einem. Nicht selten geht es dort zu wie im viel zitierten Taubenschlag. Das bringt nicht nur Unruhe in alle Verwaltungs- und Abrechnungsabläufe, sondern stört auch im Kontakt mit Patienten. Der erste Eindruck zählt auch hier in ganz besonderem Maße. Die MitarbeiterInnen an der Rezeption müssen über ganz bestimmte menschliche und fachliche Eigenschaften verfügen. Hier werden emotionale Fähigkeiten wie Verständnis, Dienstleistungsbereitschaft, beste Umgangsformen, Kommunikations- und Führungsstärke ebenso erwartet wie stilsicheres Auftreten und ein gepflegtes Äußeres. Die Rezeption ist Außen- und Innenministerium in einem, erinnert jedoch nicht selten an das Chaos in einem Krisengebiet, in dem hektische Geschäftigkeit spürbar, aber keine planvolle Arbeitsweise erkennbar ist.

Bericht aus der Praxis

„Als ich die Praxis betrat, standen bereits mehrere Leute vor der Rezeption. Eine MitarbeiterIn versuchte in militärischem Tonfall der Situation Herr zu werden. Weitere MitarbeiterInnen unterhielten sich im Hintergrund ebenso ungeniert wie lautstark, machten aber keine Anstalten, der überlasteten Kollegin zu helfen. Zu allem Überfluss kam auch noch die Zahnärztin an die Rezeption und verlangte von der ohnehin schon überforderten MitarbeiterIn einen Termin für den Patienten, der unsicher neben der Behandlerin stand. Dabei grüßte die Zahnärztin weder die wartenden Patienten an der Rezeption, noch kommentierte sie die lautstarke Versammlung ihrer MitarbeiterInnen. Vielmehr gab sie bei der Anweisung für den Termin noch einige pikante Details über die betreffende Patientin preis, was von dieser so sicher nicht gewünscht war. Datenschutz und Höflichkeit wird in dieser Praxis wohl eher nicht beachtet."

Diese Szene schilderte ein Patient in einer Patientenbefragung.

Leider sind solche Situationen in Zahnarztpraxen keine Seltenheit. Dabei werden meist gleich mehrere Regelverstöße begangen, die in einer patientenorientierten Praxis niemals vorkommen dürfen.

Die Rezeption – Schaltzentrale der Praxis

Die Rezeption scheint oft eher Versammlungs- als Arbeitsplatz zu sein.

Der Rezeptionsbereich ist in vielen Praxen eine zentrale Anlaufstelle für Kolleginnen, Chef und Patienten. Dabei wird nicht immer nur praxisrelevant kommuniziert. Manchmal herrscht eine regelrechte Partystimmung, die für die Patienten unangenehm ist und die Kollegin an der Rezeption bei Ihrer Arbeit behindert. Natürlich gibt es täglich viele Anlässe, gut gelaunt Kollegialität zu pflegen. Aber bitte nicht an der Rezeption! Denn diese ist ein Arbeitsplatz, an dem eine störungsfreie Atmosphäre unumgänglich ist. Kollegiale Gespräche gehören in den Aufenthaltsraum oder in die Pause. An der Rezeption sollte dagegen eine herzliche Serviceatmosphäre spürbar sein, die der Patient als vertrauensbildend empfindet. Freundlichkeit und eine angemessene Portion Humor sind durchaus erwünscht, aber unpassendes Herumgealbere oder störende Privatgespräche sind tabu!

PRAXISKNIGGE KONKRET

Am idealen Empfangsbereich erwartet den Eintretenden warmes Licht und es riecht keinesfalls nach Zahnarzt. Die Geräuschkulisse wird von angenehmer Musik oder von Vogelgezwitscher aus einem geöffneten Fenster bestimmt. Als MitarbeiterIn der Rezeption nehmen Sie sofort beim Eintritt des Patienten in die Praxis Blickkontakt auf, lächeln ihn oder sie freundlich an und begrüßen den Eintretenden, sofern bekannt, mit Namen – auch und insbesondere dann, wenn Sie gerade mit einem anderen Patienten beschäftigt sind. Auch KollegInnen und Behandler, die sich gerade an der Rezeption befinden, begrüßen den Patienten ebenfalls. Dabei reicht ein freundliches Kopfnicken oder Lächeln aus. Sollte es doch einmal vorkommen, dass sich ein Grüppchen von KollegInnen bildet, die an der Rezeption lautstarke Gespräche führen, löst eine Führungskraft der Praxis diese Versammlung umgehend auf. Dabei werden natürlich ebenfalls allgemeine Umgangsregeln eingehalten. Auch Patienten, die sich kennen, nutzen den Rezeptionsbereich ab und an, um sich mit anderen Besuchern der Praxis zu unterhalten. Da auch dadurch eine konzentrierte Arbeitsweise für das Rezeptionsteam kaum möglich ist, bitten Sie diese Patienten ins Wartezimmer, wo sie ihre Gespräche fortführen können. Der Ton dabei ist stets verbindlich und höflich.

Kühle Köpfe an vorderster Front – wenn alles zusammenkommt

Bericht aus der Praxis

„Meist kommt alles zusammen. Das Telefon klingelt, ein Patient wünscht einen Termin. Während ich Terminvorschläge mache, klingelt es an der Türe und der nächste Patient betritt die Praxis. Und dann kommt noch unsere Chefin herbeigeeilt und erteilt mir mal eben so nebenbei einen Auftrag, ohne Rücksicht auf mein Telefonat zu nehmen. Wie verhalte ich mich denn in solch einer Situation praxiskniggekonform?"

Diese Frage stellen TeilnehmerInnen in fast jedem Seminar an fast jedem Ort Deutschlands. Solche, durchaus alltäglichen Situationen stellen eine Profi-Rezeptionskraft vor besondere Herausforderungen.

So können diese gemeistert werden: Der eintretende Patient wird mit Augenkontakt und einem freundlichen Kopfnicken, einem strahlenden Lächeln und einer unmissverständlichen Handbewegung in das Wartezimmer dirigiert. So können Sie ungestört weiter telefonieren. Stellen oder setzen Sie sich während eines Telefonats so hin, dass Kolleginnen und Chef sehen, dass sie gerade telefonieren. So sinkt die Gefahr einer unbedachten Störung. Wird dennoch die Telefonhaltung übersehen, notieren Sie sich noch während des Telefonats den Auftrag der Chefin. Eventuell bitten Sie Ihren Telefonpartner um eine kurze Unterbrechung und nehmen den Auftrag der Chefin entgegen.

Ist das nicht möglich, konzentrieren Sie sich weiter auf das Telefonat und erkundigen sich später nach dem Wunsch der Chefin. Eine versierte Telefonkraft besitzt natürlich auch die Fähigkeit, Telefonate nicht ausufern zu lassen. So viel wie nötig, so kurz wie möglich heißt die Devise für professionelles Telefonieren. Ist das Telefonat beendet, wird der neu hinzugekommene Patient im Wartezimmer abgeholt und sein Anliegen geklärt.

Bericht aus der Praxis

„An manchen Tagen betreten mehrere Patienten gleichzeitig die Praxis. Das macht mich ganz nervös, wenn da so viele Patienten stehen, ich habe immer das Gefühl, ich müsste mich besonders beeilen. Und genau dann streikt das Kartenlesegerät, der Computer stürzt ab oder das Telefon klingelt."

Auch diese Situation ist eine Alltagssituation. Verteilen Sie zunächst einmal die Patienten, in dem Sie nur einen Patienten an der Rezeption zulassen. Alle anderen bitten Sie freundlich ins Wartezimmer und rufen diese nacheinander persönlich auf. So wahren Sie den Datenschutz und verringern Ihre eigene Nervosität. Klingelt auch noch das Telefon, gibt es zwei mögliche Lösungen.

▶ **Lösung 1**

Sie bitten den Patienten an der Rezeption um Erlaubnis, das Telefonat annehmen zu dürfen. Der Anrufer wird informiert, dass Sie gerade mit Patienten beschäftigt sind. Sie bieten Rückruf an.

▶ **Lösung 2**

Sind zu viele Patienten „in der Warteschleife", um die Sie sich kümmern müssen, nehmen Sie den Anrufbeantworter zu Hilfe. Der Anrufbeantwortertext informiert den Anrufer, dass „alle Leitungen belegt" oder wahlweise „alle MitarbeiterInnen in der Patientenbetreuung sind". Der Anrufer kann eine Nachricht hinterlassen und wird alsbald zurückgerufen.

Lösung 2 kann jedoch nur dann angewandt werden, wenn sichergestellt ist, dass der Rückruf auch in absehbarer Zeit erfolgen wird. Bei anhaltender Personalknappheit sollten Sie Lösung 1 wählen.

Bericht aus der Praxis

„Einige unserer Patienten lassen sich kaum in den Wartezimmer bitten, sie bleiben viel lieber an der Rezeption stehen. Dabei wollen sie unterhalten werden, oder sind selbst ausgesprochen erzählfreudig."

Selbst wenn wir derlei Skurrilität positiv werten, ist dieses Verhalten nicht nur aus datenschutzrechtlichen Gründen inakzeptabel. Hier muss sich eine entsprechend geschulte MitarbeiterIn durchsetzen.

Lösung: „Herr Maier, es ehrt mich, dass sie gerne in meiner Nähe sein wollen. Dies hier ist jedoch ein Arbeitsplatz. Der Wartebereich mit unserem legendären Zeitschriftenangebot und dem besten Kaffee der Stadt ist jedoch der bessere Ort zum Warten. An der Rezeption dürfen sich aus Datenschutzgründen keine Patienten aufhalten. Ich danke Ihnen für Ihr Verständnis."

Ihre Kollegin aus der Assistenz wird später einen kleinen Plausch mit dem Patienten halten und ihn so optimal betreuen. Stellen Sie sicher, dass Kollegen und Kolleginnen diese Regel kennen und beherzigen und sie auch dem Patienten ebenso erklären.

Ordnung ist Pflicht

Patienten, die Ihre Praxis besuchen, werden an der Rezeption empfangen. Doch welches Bild bietet sich ihnen dort? Stapel von Karteikarten, ein schmuddeliges Telefon, Staubmäuse und viel unnützer Nippes neben einer abgestandenen Tasse Kaffee? Professionalität und Patientenorientierung beginnen an Ihrer Rezeption. Patienten bewerten Ihre Praxiskultur auch nach äußeren Faktoren, wie z. B. Sauberkeit und Hygiene. Und wo könnte Ihr Patient dies besser beurteilen als an der Rezeption, wo seine Blicke ungeniert umherschweifen können und sich das gebotene Bild in seinem Unterbewusstsein festsetzt? Schreibtischordnung und tägliche Schreibtischreinigung bestimmen eine gepflegte Rezeption. Saisonale Dekoration des Rezeptionsbereiches vermittelt Aktualität und zeigt Stil. Die Zeiten jahrzehntealter Staubfänger in Form von Seidenblumengestecken gehören jedoch der Vergangenheit an. Stattdessen empfangen den Besucher ein frischer Blumenstrauß, ein gut gelüfteter Raum, und eine aufgeräumte Rezeption. Natürlich stapeln sich auch keine Laborkisten, Nierenschalen mit Zahnersatz, der auf Reparatur wartet, oder patientenbezogene Unterlagen auf dem Rezeptionstresen. Für derlei Dinge gibt es feste Plätze – aber niemals im Sichtbereich von Patienten! Denken Sie besonders an Patienten, die Ihre Praxis zum ersten Mal betreten. Dieses Thema wird an anderer Stelle gesondert behandelt.

▶ PRAXISKNIGGE KONKRET:

- Beim Eintreten des Patienten sofort Blickkontakt aufnehmen.
- Patienten mit Namen begrüßen (sofern bekannt).
- Bei Neupatienten aufstehen, entgegengehen, sich selbst mit Namen vorstellen: „Guten Morgen Frau Patientin, mein Name ist Carla Profi, ich freue mich, Sie in unserer Praxis begrüßen zu dürfen."
- Patient nicht lange an der Rezeption stehen und auf die Bearbeitung seiner Unterlagen warten lassen.

- Unterlagen des Patienten in Empfang nehmen, ihn ins Wartezimmer begleiten.
- Aktuelle Zeitungslektüre empfehlen, z. B.: „Frau Maier, gerade heute Morgen sind unsere neuen Gartenzeitschriften eingetroffen." Oder: „Herr Peters, während der Wartezeit empfehle ich Ihnen die Computerzeitschrift XY."
- Patienten bitten, Platz zu nehmen, evtl. beim Ablegen der Garderobe helfen.
- Nun bearbeiten Sie in Ruhe die Patientenunterlagen, die Sie dem Patienten dann in den Wartebereich zurück bringen. Damit Sie unterwegs nichts verlieren, eignen sich Spannordner, in denen der Unterlagentransport professionell vonstattengehen kann.

Wenn Sie diese Tipps beherzigen, sind Sie auf der sicheren Seite. Dennoch begegnen mir während meiner Tätigkeit als Beraterin auch immer wieder Fragen:

Bericht aus der Praxis

„Warum muss ich mich denn persönlich vorstellen, wir tragen doch alle Namensschilder?"

Ihr Patient füllt einen Anamnesebogen aus, in dem seine ganze Krankengeschichte steht. Sie kennen seinen Vor- und Nachnamen, seine Adresse und sein Geburtsdatum nebst seinen, manchmal auch sehr intimen, Leiden und Gebrechen. Ist es da nicht eine verständliche und gern ausgeübte Pflicht, sich auch selbst vorzustellen, sozusagen ebenfalls das eigene Visier zu lüften? Diese Vorgehensweise dient darüber hinaus als Erinnerungsstütze für den Patienten.

Er wird Ihr professionelles Verhalten anerkennend zur Kenntnis nehmen. Und „ganz nebenbei" erhalten auch Sie als MitarbeiterIn eine höhere Wertschätzung, werden als Persönlichkeit wahrgenommen und sind nicht eine von vielen aus dem Team von Dr. XY.

Der Praxisknigge empfiehlt, neben der persönlichen Vorstellung, auch die entsprechende Position in der Praxis zu nennen: „Ich bin Franziska Meier. Mein Aufgabengebiet in der Praxis ist die gesamte Patientenbetreuung, die Praxisverwaltung, sowie das Abrechnungsmanagement." So kann der Patient einordnen, in welchen Angelegenheiten Franziska Meier seine Ansprechpartnerin ist und wann er sich an jemand anderen wenden muss. An dieser Stelle sei noch einmal erwähnt, dass auch am Telefon „Sie sprechen mit Frau Meier" ersetzt wird durch „Sie sprechen mit Franziska Meier" oder „Ich bin Franziska Meier". Dieser kleine, aber feine Unterschied fällt Ihrem anspruchsvollen Patienten sicher auf und wird von diesem einmal mehr positiv bewertet.

Bericht aus der Praxis

„Wir behandeln am Tag 40 und mehr Patienten – wenn ich da bei jedem Patienten aufstehen, entgegengehen und seine Garderobe abnehmen soll, käme ich ja zu gar nichts mehr."

Auch wenn Ihre Praxis derart stark frequentiert ist, sollten Sie dennoch einen Mindeststandard an Service pflegen. Begrüßen Sie neu eintretende Patienten kurz im Stehen, so dass Sie sich mit dem Patienten auf Augenhöhe befinden. Lächeln Sie verbindlich und setzen Sie sich nach dem Begrüßungszeremoniell wieder hin, aber erst, nachdem Sie dem Patienten den Weg zur Garderobe und zum Wartezimmer erklärt, dessen Unterlagen entgegengenommen haben und das Aufnahmeprozedere abgeschlossen ist.

Persönliches vertraulich behandeln – Diskretion hat Vorrang

Nicht immer lässt es sich vermeiden, persönliche Fragen mit dem Patienten zu erörtern, obwohl andere Besucher in der Nähe sind. Nicht jeder Patient ist diesbezüglich selbst sensibel. In manch einer Praxis stehen bereits an der Rezeption Nierenschalen oder andere Ablagemöglichkeiten parat, um dem Patienten, der seine gebrochene Prothese am liebsten auf den Rezeptionstresen legen möchte, zuvorzukommen. Die Knigge-Praxis „erzieht" jedoch ihre Patienten und nimmt Prothesen o. ä. ausschließlich im Behandlungszimmer entgegen.

Hier ein weiteres Beispiel für Indiskretion, die zu Vertrauensverlust führt:

Bericht aus der Praxis

„Beim Reinigen zahnärztlicher Instrumente hatte ich mich verletzt. Da es sich bei dem Patienten um einen HIV-Patienten handelte, bin ich direkt zum benachbarten Hausarzt gegangen, der auch sofort einen entsprechenden Test durchführte. Als ich das Ergebnis des Tests abholte, saßen im Wartebereich der Praxis viele Patienten, die auch in unserer Praxis Patienten sind. Die MitarbeiterIn der Allgemeinarztpraxis rief, als sie mich eintreten sah, ihrer Kollegin im Labor lauthals zu: „Leonie, ist das Ergebnis des HIV-Tests von der Helferin vom Dr. XY schon da?" Ich erstarrte regelrecht, hatte das Gefühl, alle Menschen in der Praxis sahen mich nur als Person mit nicht gerade vorbildlichem Lebenswandel, bei der ein derartiger Test durchgeführt werden muss. Als ich der Kollegin mitteilte, wie unangebracht ihre Worte in der Öffentlichkeit waren, erstarrte sie förmlich. Sie entschuldigte sich zwar bei mir, aber mein Vertrauen in die Praxis war dahin."

Eine Begebenheit, die durchaus auch in einer anderen Praxis vorkommen könnte. Unbedacht werden Patientendaten ausgeplaudert und damit eine wichtige Säule in der Arzt-Patienten-Beziehung beschädigt, nämlich Datenschutz, Diskretion und Schweigeverpflichtung.

▶ PRAXISKNIGGE KONKRET

Achten Sie beim Thema „Diskretion" auf oberste Professionalität. Verkünden Sie niemals persönlichen Details lautstark an der Rezeption. Sätze wie „Frau Schmitt, Ihre Prothese ist schon fertig" oder „Herr Müller, Sie haben Glück, die Krankenkasse hat Sie als Härtefall anerkannt" sind tabu. Auch wenn es manchmal schwierig ist, persönliche Gespräche mit Patienten diskret zu führen, weil die Rezeption und der Wartebereich der Praxis offen gestaltet sind, sollten Sie wenigstens leise sprechen oder nach Möglichkeit diese Angelegenheiten des Patienten erst im Sprechzimmer klären bzw. einen anderen Raum für derlei Gespräche aufsuchen.

Sind Türen zwischen Rezeption und Wartebereich vorhanden, sollten diese unbedingt geschlossen bleiben. Bedenken Sie bitte, dass Datenschutz Bestandteil des Qualitätsmanagements ist und somit keine freiwillige Sache, sondern aktiver Patienten- und Verbraucherschutz.

„Frau Meier, Sie dürfen jetzt mitkommen!" – Der Behandlungszimmerknigge

11

„…Machen wir den Anfang mit den Ärzten!… Fordert aber die Not, daß du dich an einen Arzt wendest, und du willst dir einen unter dem Haufen aussuchen, so gib zuerst acht, ob der Mann gesunde Vernunft hat…verschwiegen…anhänglich an seine Kunst ist; ob er ein gefühlvolles, menschenliebendes Herz zeigt…ob er sich im Reden zuweilen widerspricht… ob er fest in seinem Systeme ist, …und von einer Heilart zur anderen übergeht.
Vertraue Dich ihm allein…Deshalb laß dich auch nicht verleiten…noch heimlich einen zweiten Arzt um Rat zu fragen!"

Adolph Freiherr Knigge, Auszug aus
„Über den Umgang mit Menschen", Einleitung, 2.

„Sprechzimmer" lautete das etwas aus der Mode gekommene Wort für das heutige „Behandlungszimmer". Dabei muss letzteres in den Ohren des Patienten sehr viel angsteinflößender klingen, denn es beinhaltet eine „Behandlung", die womöglich mit Schmerzen verbunden ist. Vielleicht ist der ursprüngliche Begriff auch deshalb aus dem medizinischen Wortschatz verschwunden, weil ohnehin immer seltener von der Möglichkeit, mit dem Patienten zu sprechen, Gebrauch gemacht wird. Stattdessen verlegt sich so mancher Zahnarzt – in bester Absicht natürlich – auf Monologe und einseitige Fachsimpeleien. Aus Praxisknigge-Sicht darf die beim Empfang beginnende Servicequalitätskette aber auch im Behandlungszimmer nicht abreißen. Die Schnittstelle Rezeption-Wartezimmer-Patientenbehandlung ist äußerst anfällig für

Service- und Kommunikationslücken, die sehr schnell die gesamte Praxisperformance schädigen können. Zum Beispiel dann, wenn die Zimmerassistenz die von der Rezeption geplante Reihenfolge aus Mangel an Information nicht einhält, also den falschen Patienten zur falschen Zeit ins falsche Zimmer setzt. Oder ein Patient völlig vergessen wird, weil seine Patientenakte nicht aufgelegt wurde. Derartige Beispiele kennt jede Praxis aus eigener Erfahrung.

„Darf ich bitten?" – Omotenashi in Arzt- und Zahnarztpraxen

Wer einmal nach Japan reist, erlebt das japanische Verständnis von perfekter Gastfreundschaft auf höchstem Niveau. Zwischen Gast und Gastgeber herrscht trotz klarer Rollenverteilung eine ebenbürtige und von gegenseitigem Respekt getragene Beziehung. Der Gastgeber muss die individuellen Bedürfnisse seiner Gäste erkennen und möglichst diskret bedienen – am besten so, dass der Gast seine Wünsche nie direkt äußern muss. Zwar bezieht sich Omotenashi auf die Gastfreundschaft in traditionellen japanischen Gästehäusern. Die Idee, Patientenwünsche bereits im Voraus zu erfüllen, sollte aber auch in der Zahnarztpraxis ein leitendes Ziel sein. „Menschenmarketing" ist der entscheidende Erfolgsfaktor und meint nicht die Hinwendung zu Technik und Abläufen, sondern das herzliche Umsorgen von Patienten.

Spätestens mit dem Aufruf zur Behandlung schlägt für jede Praxis der Moment der Servicewahrheit. Erfreulicherweise werden Patienten in Zahnarztpraxen noch fast immer persönlich „aufgerufen", während in Hausarzt- und Facharztpraxen der Aufruf oft per Sprechanlage erfolgt.

Häufig begegnet mir bei meinen Praxisanalysen im Live-Check der Praxis folgende Situation:

Bericht aus der Praxis

Die zahnärztliche MitarbeiterIn schreitet energisch in Richtung Wartezimmer, schafft es im Vorbeigehen an der Rezeption gerade noch, ein paar Worte mit der Rezeptionskollegin zu wechseln, ungeachtet dessen, ob diese gerade telefoniert oder sich im Patientengespräch befindet.

Danach verlangsamt sich der Schritt merklich, die MitarbeiterIn bleibt stehen, sieht auf die in der Hand mitgeführte Karteikarte und ruft ca. drei bis vier Meter vor der Wartezimmertüre den nächsten Patienten auf. „Frau Meier, sie dürfen jetzt mitkommen!!" Gerade so, als ob zwischen ihr und dem Wartezimmer ein unüberwindbarer Burggraben, gefüllt mit Wasser oder züngelnden Nattern, das Weitergehen unmöglich mache.
Unterhalten sich die Patienten im Wartezimmer gerade, nehmen sie den Aufruf beim ersten Mal oft nicht wahr. Diese Tatsache bewirkt jedoch nicht, dass die MitarbeiterIn näher an das Wartezimmer herantritt, sondern sie wiederholt Ihren „Aufruf", der sich inzwischen eher wie ein Kommando anhört, noch energischer und noch lauter. Erschrocken verstummen sogleich alle Gespräche im Wartezimmer, die bis dahin gelöste Stimmung weicht einer Unsicherheit – welches Geräusch war das denn eben? Sirene? Alarm? Hundegebell? Diese Stille im Wartezimmer nutzt die listige MitarbeiterIn nun, um ihren Aufruf erneut zu wiederholen. Sobald Sie sicher sein kann, dass der richtige Patient weiß, dass er gemeint ist, eilt sie bereits zurück ins Behandlungszimmer. Der verdutzte Patient sucht verzweifelt die Person zu der Stimme, um dann alleine den Weg durch das Praxislabyrinth zu suchen. Wenn er das richtige Zimmer gefunden hat, wird er dort bereits mit merklich wachsender Ungeduld erwartet. Da Klappern zum Handwerk gehört, bereiten die Helferinnen geräuschvoll alles für die Behandlung vor. Dem Wartenden müssen die unheimlichen Gerätschaften auf dem Schwebetisch vorkommen wie ein Folterinstrumentensortiment aus einer Gruselgeschichte von Edgar Allen Poe. Letztendlich bleibt dem Patient nur die Hoffnung, dass dieser Spuk schnell vorbei ist.

Diese Vorgehensweise ist kein Einzelfall. Später, wenn die Ergebnisinterpretation des Live-Checks erfolgt, frage ich die MitarbeiterInnen, was sie bewegt, nicht bis ins Wartezimmer hinein zu gehen, sondern drei bis vier Meter vor dem Ziel stehen zu bleiben. Ich sehe ratlose Gesichter, Schulterzucken. Kaum einer ist sich seiner Wirkung in dieser Situation wirklich bewusst. Wie auch? Ein Feedback des eigenen Handelns ist quasi nicht existent. Und ich frage weiter, warum der Patient im Zimmer ohne Unterhaltung und damit ohne Betreuung ein weiteres Mal alleine gelassen wird. Der spürt lediglich einen leisen Windhauch, der beim fluchtartigen Verlassen des Zimmers durch die Helferin seine Wange streift. Dreht er sich verunsichert um, sieht er, dass er ganz alleine ist.

Vielleicht vernachlässigen nicht alle Praxen alle Punkte so drastisch, wie in meinem Beispiel. Doch einen wirklich perfekten Prozess habe ich so gut wie nie erlebt. Das zeigt, wie wichtig es ist, auch diesen, scheinbar so alltäglichen Prozess unter dem Aspekt höchster Patienteorientierung verbindlich zu definieren. Gerade der Moment, in dem der Patient aufgerufen wird, ist eine ausgezeichnete Gelegenheit, den ganz besonderen Service der Praxis einmal mehr zu unterstreichen. Kaum ein Patient geht gerne und angstfrei zu einer zahnärztlichen Behandlung. Die meisten sind in dieser Situation dankbar für persönliche Betreuung. Zweifellos gehört die Patientenbegleitung vom Warte- ins Behandlungszimmer zu den patientenrelevanten Prozessen und sollte deshalb nach festen Regeln ablaufen – damit der erste gute Eindruck, den der Patient beim Eintritt in Ihre Praxis gewinnen konnte, auch bis ins Sprechzimmer anhält.

▶ PRAXISKNIGGE KONKRET

Die zahnärztliche MitarbeiterIn bereitet das Behandlungszimmer für den nächsten Patienten so weit wie möglich vor. Empfehlenswert ist, und das nicht nur aus Hygienegründen, das Wasserglas und das Untersuchungsbesteck, das bereits abgedeckt vorrätig ist, erst im Beisein des Patienten aufzulegen. Die Abdeckung auf dem Besteck sollte so lange liegen, bis der Behandler ins Zimmer kommt. So sieht Ihr Patient, dass alles exklusiv für ihn vorbereitet wird und erlebt Ihr Hygienebewusstsein. Dann vergewissert sich die MitarbeiterIn noch einmal mittels systematischem Rundblick (immer an der gleichen Stelle beginnen, immer an der gleichen Stelle enden), dass alles perfekt aussieht. Jetzt ist die letzte Gelegenheit, kleine Unzulänglichkeiten wie z. B. einen übersehenen Blutspritzer an der Lampe, einen Fleck oder Abdruckreste auf dem Fußboden zu beseitigen. Auch der Riechtest ist empfehlenswert. Der Körpergeruch des vorherigen Patienten oder strenge Praxisgerüche müssen vor dem Eintreffen des nächsten Patienten beseitigt sein. Düfte haben eine sehr große Wirkung auf unser Wohlbefinden. Über die Nase gelangen sie direkt ins Gehirn. Das Nervensystem wird stimuliert, und die freigesetzten Hormone beeinflussen die Stimmung in Sekundenbruchteilen. Entkrampfende, stimmungsaufhellende oder anregende Düfte wie Bergamotte, Eukalyptus oder Mandarine einzusetzen, ist kein überflüssiger Luxus sondern eine echte Hilfe für Patient und Behandler. Unangenehme Gerüche hingegen wandern ins Langzeitgedächtnis und nisten sich dort ein. Lüften ist wohl die wirkungsvollste Methode, um die Geruchslandschaft in der Praxis wieder zu neutralisieren.

Wenn das Behandlungszimmer gut riecht, alles frisch und aufgeräumt ist, ruft die Helferin die Patientenakte im Computer auf oder sieht die Patientenkartei ein. Wichtig sind der Name und ein paar Details aus der letzten Behandlung. Handelt es sich um einen schwierigen Namen, empfiehlt es sich, die korrekte Aussprache in Lautschrift zu vermerken und den Namen einige Male testweise auszusprechen. Gegebenenfalls erkundigt sie sich diskret bei der KollegIn an der Rezeption, wie der Name korrekt ausgesprochen wird.

So vorbereitet geht die zahnärztliche MitarbeiterIn ohne Plausch mit der Kollegin oder Zurufe jeder Art Richtung Wartezimmer – und zwar direkt bis an die Tür oder sogar in den Wartebereich hinein. Der ideale Standpunkt ist der, von dem aus sie mit einem Rundumblick alle Patienten ansehen kann. Nach einer gut aufgelegten Begrüßung der Wartenden sucht sie Blickkontakt zu dem Patienten, den sie abholen möchte und spricht diesen direkt an, z. B. mit: „Frau Meier, darf ich Sie bitten, mitzukommen" oder „Herr Schmidt, für Sie ist alles vorbereitet, folgen Sie mir bitte."

Ein hohes Zeichen von Wertschätzung für Ihre Patienten ist es, wenn der Arzt gelegentlich selbst Patienten aufruft und ins Behandlungszimmer begleitet. Obendrein ist dies eine gute Gelegenheit, sich den wartenden Besuchern zu zeigen.

Eines sagt in einer Knigge-Praxis jedoch niemand: „So, Frau Meier, Sie dürfen jetzt mitkommen", denn diese Formulierung klingt überheblich. Schließlich ist es kein Akt der Gnade, den der Arzt gewährt, wenn er einen Patienten behandelt.

Die MitarbeiterIn wartet nun ruhig, bis der Patient sich erhoben hat, ist wenn nötig sogar dabei behilflich. In angemessener Geschwindigkeit geht sie dem Patienten voraus, vergewissert sich jedoch stets, dass der Patient ihr noch folgen kann.

An der von der MitarbeiterIn aufgehaltenen Türe zum Behandlungszimmer bekommt der Patient Vortritt und nimmt Platz. Das Untersuchungsbesteck wird erst dann aufgelegt, wenn der Behandler mit der Untersuchung beginnen will.

Der Patient soll nicht während der Wartezeit auf dem Stuhl spitze Instrumente wie Sonde und Pinzette sehen müssen. Auch der Schutzumhang kommt erst zum Einsatz, wenn die Behandlung wirklich beginnt.
Bemerkt die Helferin, dass Sie bei der Vorbereitung noch etwas zu ergänzen hat, informiert sie den Patienten darüber: „Herr Schmidt, ich bereite nun alles für Ihre Behandlung vor, damit wir direkt beginnen können, wenn Frau Doktor kommt."

Eroberer, Professoren und Feldwebel – Bühne frei für den Behandler

Haben Sie schon einmal darauf geachtet, wie Sie in das Behandlungszimmer eintreten, in dem ein wartender Patient sitzt? Bei meinen vielen Live-Checks in Praxen begegnen mir immer wieder verschiedene Stereotypen:

- *Der Stürmische* zum Beispiel eilt mit wehenden Fahnen zur Behandlungseinheit und kommt gleich zur Sache. Ohne Vorwarnung verstellt er den Stuhl von Sitzposition auf Liegevariante. Hat der Patient dies ohne Kreislaufabsturz überstanden, sieht er als nächstes, wie sich der Arzt tatendurstig Handschuhe und Mundschutz überstülpt und ohne Verzögerung die Instrumente zückt. Smalltalk mit dem Patienten? Überflüssig. Zeit ist schließlich Geld. Und außerdem – über was bitte sollte ein Zahnarzt mit einem Patienten reden?
- Der Behandlertyp *Zerstreuter Professor* betritt ein Zimmer ohne zu wissen, wer und was genau ihn dort erwartet. Ohne den Patienten auch nur eines Blickes zu würdigen, gilt sein Hauptinteresse der aufgeschlagenen Karteikarte. Hastig überfliegt er die letzte Behandlung. Im schlimmsten Fall fragt der Zerstreute, kurz nachdem er angefangen hat zu bohren, sicherheitshalber noch einmal nach, „ob der 34 heute dran ist". Dabei hält er kurz inne, sieht in Richtung Assistenz, die hektisch nach der Antwort in der Kartei sucht. Die Pupillen des Patienten weiten sich vor Angst zu Tellergröße. Völlig unbeeindruckt davon schiebt sich der Zerstreute mit seinem Stuhl in Richtung Bildschirm oder Karteikarte, murmelt etwas und sucht die letzte 01. Hat er sie gefunden und seine Vermutung „dass der 34 heute dran ist" hat sich bestätigt, beginnt er direkt mit der Behandlung.

- *Der Strenge* scannt, kaum dass er die Schwelle zum Behandlungsraum übertreten hat, diesen mit routiniertem Blick nach Fehlern ab. Schnell entdeckt er, dass das Wasserglas nicht gefüllt ist, oder dass sich der Stuhl nicht in der gewünschten Position befindet. Bevor er den Patienten begrüßt, wird die MitarbeiterIn scharf kritisiert, die dann für den Rest der Behandlung kaum mehr zu gebrauchen ist. Der Strenge maßregelt auch den Patienten, ermahnt ihn stiller zu sitzen, weniger zu schlucken, oder sich das nächst Mal gefälligst die Zähne besser zu putzen. Während der Behandlung hagelt es Kommandos in Richtung der MitarbeiterIn, die dem Patienten die heimelige Atmosphäre eines Kasernenhofs vermitteln: „Saugen, weiter hinten, kleiner Sauger, Licht!" etc.

Auch der beste Ratgeber kann Persönlichkeitsmerkmale nicht verändern. Aber er kann versuchen, das Bewusstsein dafür zu schärfen, wie gewisse Verhaltensmuster auf Patienten wirken. Kaum einem Behandler ist wirklich bewusst, wie wichtig dieser kurze Augenblick des Eintretens in das Behandlungszimmer ist. Der wartende Patient sieht dem Moment meist angespannt, vielleicht ängstlich oder sogar ärgerlich entgegen, weil er schon lange warten musste. Für den Patienten ist der „Moment der Wahrheit" dann gekommen, wenn der Behandler das Zimmer betritt. Tut er dies überhastet, oder wirkt er dabei abgelenkt, fühlt sich der Patient wenig wertgeschätzt.

PRAXISKNIGGE KONKRET

Der Behandler informiert sich bereits vor dem Eintritt in das Behandlungszimmer über Namen und Anliegen des Patienten. Er betritt den Raum angemessenen Schrittes und trägt dabei weder Handschuhe noch Mundschutz. Selbstverständlich begrüßt er den Patienten warmherzig und namentlich. Wie alle anderen im Praxisteam trägt er ein Namensschild, auf dem der korrekte Name mit akademischem Titel oder die Funktion in der Praxis zu lesen steht. Z. B. „Dr. Anke Düsenzahn, Dr. Achim Molarius, Katharina Fleißig, Patientenbetreuung Sprechzimmer". Auch am Ende der Behandlung kann die Praxis noch einmal exzellente Umgangsformen beweisen. Das erste prägt, das Letzte bleibt, dies sollte allen Praxismitgliedern bekannt sein. So endet in einer Knigge-Praxis keine Behandlung: Am Ende der Behandlung wirft der Arzt die letzten Instrumente lautstark auf den Schwebetisch und fährt den Stuhl abrupt herunter. Dabei nimmt die MitarbeiterIn dem Patienten das „Lätzchen" von hinten ab. Der Zahnarzt murmelt im besten Fall noch „tschüss" und vertieft sich sogleich in den Karteieintrag, während die Assistenz eifrig und lautstark mit den Aufräumarbeiten beginnt. Der Patient sucht inzwischen verzweifelt nach der Ausgangstür und dem Weg zur Rezeption, den er schließlich nach dem „Try and Error"-System findet. Am Ziel wird er von einer freundlichen, aber uninformierten Rezeptionskraft erwartet, die ihn fröhlich fragt: „Na Herr Schmidt, was machen wir denn das nächste Mal?" Herr Schmidt wird dies wohl kaum beantworten können, denn eine solche Information muss vom Behandlungszimmer an die Rezeption gehen. Der Patient ist kein Bote, sondern Gast in Ihrer Praxis!

Die gelungene Variante dieser Szene sieht so aus:

Nach der Behandlung nimmt der Zahnarzt zunächst einmal den Mundschutz ab. Die Assistenz bringt die Absauganlage und sonstige Lärmquellen zum Verstummen. Mit ein paar kurzen persönlichen Worten erhält der Patient die Information, dass die heutige Sitzung zu Ende ist: „Herr Schmidt, ich fahre jetzt den Behandlungsstuhl in die Aussteigeposition." Keinesfalls verändert er die Stuhlposition ohne Vorwarnung. Sitzt der Patient wieder aufrecht, nimmt die Helferin den Umhang ab – von vorne, niemals von hinten. Sobald der Patient steht, verabschiedet sich der Zahnarzt: „Auf Wiedersehen Herr Schmidt, Katharina Fleißig begleitet Sie nun an die Rezeption. Dort erhalten Sie Ihre nächsten Termine, meine MitarbeiterIn dort ist bereits informiert. Ich wünsche Ihnen noch einen guten Tag."

Somit gibt der Behandler den Patienten in die Obhut seiner MitarbeiterIn. Eventuell hilft sie dem Patienten vorab noch in seine Garderobe, händigt die Handtasche, Brille oder Ähnliches aus.

An der Rezeption übergibt die Zimmerassistenz den Patienten an die Kollegin: „Herr Schmidt, meine Kollegin Anna Peseta vereinbart nun mit Ihnen die nächsten Termine. Ich verabschiede mich von Ihnen!" Diese professionelle und einprägsame Verabschiedungszeremonie wird auch dem anspruchsvollsten Patienten in Erinnerung bleiben.

Nicht selten höre ich jedoch bei meinen Beratungsterminen folgende Klage:

Bericht aus der Praxis

„Wir sind gar nicht in der Lage, Patienten zur Rezeption zu begleiten. Sobald ein Patient das Zimmer verlässt, muss ich bereits mit der Vorbereitung für die nächste Behandlung beginnen."

Auch für diese schwierige Situation existieren Lösungsansätze. Die Relevanz eines effektiven Terminmanagements wurde bereits erwähnt. Wer sich wirklich Zeit für Patienten nehmen und diese nicht nur abfertigen will, muss sich sowohl personelle als auch zeitliche Voraussetzungen für eine individuelle Betreuung schaffen.

Eine akzeptable Alternative ist die Termininformation an die Rezeption via Terminzettel oder Praxisintranet. Den Terminzettel nimmt der Patient mit an die Rezeption und spielt dabei den Boten. Nicht ideal, aber zumutbar. Per Intranet hat die Rezeption die Termininformation bereits vorliegen, wenn der Patient aus dem Sprechzimmer kommt und kann die Terminvereinbarung gleich vornehmen, ohne beim Patienten nachzufragen.

Das erste Mal – Service im „Bürokratie-Dschungel"

Welche Unterlagen bringt Ihr Patient zum ersten Besuch in Ihre Praxis mit? Was muss er vor Ort ausfüllen, was kann er bereits zu Hause in Ruhe vorbereiten? Im Regelfall muss ein Neupatient beim ersten Besuch einen Anamnesebogen ausfüllen. Der Anamnesebogen ist nicht nur die Abfrage medizinischer Details, sondern auch der Schlüssel in der Beziehung von Praxis und Patient. Schon zu diesem frühen Zeitpunkt kann die Praxis Minus- oder Pluspunkte sammeln, Vertrauen erwerben oder verspielen.

Wer den Anamnesebogen lautstark an der Rezeption mit dem Patienten durchgeht und Unklarheiten für alle weiteren Besucher der Praxis gut hörbar kommentiert, verletzt die Intimsphäre des neuen Patienten. Fragen wie „Frau Müller, wann war denn Ihr letzter HIV-Test?", „Herr Maier, seit wann leiden Sie denn an Mundgeruch?" oder „Seit wann genau sind Sie arbeitslos?" und das alles gut hörbar für alle weiteren Anwesenden abfragt, ist sicher nicht der Beginn einer wunderbaren Freundschaft. Auch in einer Zahnarztpraxis gilt der Datenschutz. Die Auswertung persönlicher Patientendaten, Befundmitteilungen, Ergebnisse von Röntgenaufnahmen, Details zu Behandlungen erfolgen niemals im öffentlichen Raum. Diese sensiblen Gespräche werden standardmäßig hinter verschlossen Türen, im Beratungszimmer, in einem Büro oder Röntgenraum geführt, sofern es dort Sitzmöglichkeiten gibt.

Fragen Sie sich doch einmal, welche Möglichkeit ein Patient hat, in Ihrer Praxis Unterlagen auszufüllen? In regelmäßigen Abständen ist hier eine Überprüfung der Gegebenheiten ratsam. Muss der Patient den Schreibblock oder das Klemmbrett mühsam auf dem Schoß balancieren oder gar den Anamnesebogen an der Rezeption ausfüllen? Gut geeignet ist z.B. ein Stehpult, an dem er in rückenschonender, aufrechter Haltung Unterlagen sortieren und ausfüllen kann. Dort liegt natürlich auch edles Schreibwerkzeug bereit oder wird von der Rezeption von Fall zu Fall ausgegeben. Ein kleiner Schreibtisch, ein Sekretär im Wartezimmer oder im Empfangsbereich der Praxis ist ebenfalls gut geeignet für derlei Formalitäten.

Der Komfort des Patienten steht an erster Stelle. Zurück im Wartebereich beeindruckt den neuen Patienten deshalb das exklusive Zeitschriftenangebot. Anhand regelmäßiger Patientenbefragungen und durch die Auswertung Ihrer Patientenstatistik (welche Altersgruppe, welches Geschlecht sind in der Praxis am häufigsten vertreten) sind Sie in der Lage, neben den üblichen Zeitschriften auch ausgefallene Titel anzubieten. Denken Sie dabei nicht nur an Frauen-, Männer-, Kinderzeitschriften und an Mode-, Garten-, Design- oder Kochtitel, sondern auch an Reiselektüre, Reiseführer, Wander-, und Fitnesstitel, Comics, Business u. Ä. Überaus gut kommen erfahrungsgemäß die örtlichen und ein bis zwei überregionale Tageszeitungen im klassischen Zeitungshalter an, der in vielen leuchtenden Farben und sicher auch der CI Ihrer Praxis entsprechend erhältlich ist (www.zeitungshalter.com).

Kommunikation gegen Patientenstau – Wartezeitenmanagement beginnt im Behandlungszimmer

Wartezeiten entstehen aus unterschiedlichen Gründen, die sich jedoch wiederholen und gerade deshalb zu managen sind. Grundsätzlich muss erst einmal festgelegt werden, wie die praxisinterne Informationskette ablaufen soll. Arbeitet das Team bereits mit einem Tagesplan, können Rezeption und Behandlungszimmer sehr schnell feststellen, ob und wann eine Verzögerung auftritt. Auch anhand eines digitalen Terminmanagers sind optische und akustische Erinnerungen/Warnungen eine willkommene Information. Ein optimales Wartezeitenmanagement ist abhängig von einer reibungslosen internen Kommunikation. Wenig bewährt hat sich dabei das „Prinzip Hoffnung", dem viele Praxen folgen. Die Hoffnung, dass die wartenden Patienten sich nicht beschweren, die Hoffnung, dass es im Behandlungszimmer endlich vorangeht usw.

Hier ist jedoch ein standardisierter Ablauf für derlei Situationen hilfreicher als bloßes Aussitzen.

▶ PRAXISKNIGGE KONKRET

Verzögert sich eine bereits laufende Behandlung, informiert die Zimmerassistenz sofort die Rezeption über die zeitliche Dauer. Danach erfolgt Schritt zwei – die Information der bereits wartenden Patienten. Gibt es mehrere Behandler in der Praxis, die unterschiedlich stark ausgelastet sind, wird zunächst nach freien Kapazitäten gesucht. Sind andere Ärzte aus dem Team bereit, einige Patienten des Kollegen zu übernehmen, offeriert die Helferin diese Möglichkeit den Wartenden. Natürlich müssen die Mitarbeiter damit rechnen, dass sich nicht jeder Patient von einem anderen Zahnarzt behandeln lassen möchte. Diese Patienten erhalten dann ebenso wie diejenigen, die nicht warten können, einen neuen, attraktiven Termin. Und jetzt kommt die Kür dieses hochprofessionellen Patientenmanagements. Die Helferin ruft die folgenden Patienten an und „warnt" diese vor. Um eine echte Entzerrung aller Folgetermine zu erzielen, müssen einige Patienten auf einen neuen Termin umgeleitet werden, da sonst erneut ein Wartezeitenstau entsteht.
Sie halten dieses Prozedere für zu aufwändig? Patienten durch eine Behandlungsverzögerung einfach „auflaufen" zu lassen, ist das Gegenteil von Service und zeugt von wenig Wertschätzung. Die Praxis verfügt frech über die kostbare Zeit anderer. Und verärgert darüber hinaus alle folgenden Patienten. So ist die Information über die Wartezeit die Basis eines strukturierten Wartezeitenmanagements und die Umleitung weiterer Patienten eine hohe Kunst, die sich für Ihre Praxis jedoch auszahlt.

Aufgeschoben ist nicht aufgehoben – neue Termine zeitnah vergeben

Kann ein Patient bei einer Terminverzögerung nicht warten, erhält er einen neuen Termin – aber bitte nicht erst in drei Monaten! Hier ist viel Geschick im Terminmanagement gefragt. Versetzen Sie sich bitte in diesen Patienten hinein. Geduldig hat er auf diesen Termin gewartet, evtl. einige Wochen oder gar Monate. Die zuverlässige Einhaltung solcher Absprachen ist eine Basisanforderung an jede Praxis mit Patientenorientierung. Wenn Sie verlässliche Pünktlichkeit erwarten, dürfen auch Ihre Patienten diese ebenfalls einfordern. Da eine Arzt- oder Zahnarztpraxis „am lebenden Objekt" arbeitet, kommt es auch immer wieder zu Verzögerungen. Das wird sicher auch von den meisten Patienten toleriert – aber nur dann, wenn sie rechtzeitig informiert werden und eine Entscheidung treffen können, ob sie warten oder einen neuen Termin wahrnehmen wollen. Natürlich geht der Patient davon aus, dass der Ersatztermin in wenigen Tagen erfolgen wird.

▶ PRAXISKNIGGE KONKRET

Dieser Patient sollte innerhalb von drei Tagen einen neuen Wunschtermin erhalten. Ich sehe Ihre ratlosen Gesichter. Wir haben aber erst in einigen Wochen/Monaten wieder freie Termine. Dennoch: Für einen Patienten, der heute nicht behandelt werden kann, ist es schlichtweg unzumutbar, noch einmal Wochen oder gar Monate auf einen Ersatztermin zu warten. Er hat Anspruch auf einen zeitnahen neuen Termin, schließlich hat er die vorausgehende Terminannullierung nicht zu verantworten. Vielmehr hat er großes Verständnis für Ihre Terminverzögerung bewiesen, indem er bereit war, einen neuen Termin zu akzeptieren. Diesen zu verärgern würde nicht zu einem serviceorientierten Praxisstil passen und eventuell sogar die Abwanderung des Patienten auslösen.

Kritik konstruktiv auffassen – die Patientenbeschwerde

Trotz aller Umsichtigkeit und Fokussierung auf das Wohl Ihrer Patienten kann es dennoch einmal zu Spannungen kommen. Dabei ist eine Patientenbeschwerde gar nicht so unangenehm, wie man vielleicht allgemein annimmt – denn nur ein Patient, dem etwas an Ihrer Praxis liegt, beschwert sich. Fehlt eine solche Bindung, sucht er sich eher einen neuen Behandler, als sich mit Ihnen auseinanderzusetzen.

Eine regelmäßige Patientenbefragung ist die beste Beschwerdeprophylaxe. Hierbei kommt es darauf an, die „richtigen" Fragen zu stellen, um aussagekräftige Antworten zu bekommen. Der Praxisknigge-Fragebogen zum Beispiel wurde mithilfe der Beratung eines Marktforschungsunternehmens erstellt. Näheres dazu finden Sie unter www.praxis-knigge.de.

Angenommen, eine Vielzahl von Patienten hält Ihre Kostenschätzungen für verbesserungswürdig, so gibt Ihnen diese Erkenntnis die Möglichkeit, diesen Prozess zu optimieren. Gerade falsche Kostenschätzungen führen häufig zu Patientenbeschwerden. Ist Ihr Terminmanagement regelmäßig Grund für unzufriedene Patienten, kann hieran gearbeitet werden. Diese Response-Elemente sind der Motor Ihrer Praxis und heizen den kontinuierlichen Verbesserungsprozess an.

Auch kleine „Nörgeleien" im Praxisalltag sollten dokumentiert werden: Nehmen Sie gehäufte Aussagen als Indikatoren für Servicedefizite ernst. Kritisiert nur ein Patient in fünf Jahren Ihr Terminmanagement, kann diese Kritik als unerheblich eingestuft werden, anders, als wenn diese dreimal wöchentlich geäußert wird.

Wie verhält man sich in einem echten Beschwerdefall?

▶ PRAXISKNIGGE KONKRET

Die Beschwerde eines Patienten ist keine Kriegserklärung. Deshalb ist eine Beschwerde auch kein Kriegsdrama, in dem es Sieger und Besiegte gibt. Ein Profi weiß, dass die Kritik sich nicht gegen eine Person richtet, auch wenn sich das in einem Wortgefecht schon mal so anhören kann.
Was erwartet Ihr Patient in einem Beschwerdefall? Natürlich Ihr Verständnis! Und Ihre Geduld, Ihre Zeit zum Zuhören. Das muss nicht unbedingt an der Rezeption stattfinden, wo alle anderen Patienten den Disput miterleben können. Bitten Sie Ihren wütenden Patienten in einen ruhigen Raum. Nun kommt es auf Ihre Körpersprache an, wenn Sie den Patienten beruhigen wollen. Während sich der wütende Patient seinen Ärger von der Seele redet, nicken

Sie verständnisvoll, ohne ihn jedoch zu unterbrechen. Lassen Sie den Patienten seinem Ärger Luft machen, entschuldigen Sie sich nicht, fallen Sie ihm keinesfalls ins Wort. Ein verärgerter Mensch folgt einer Erregungskurve, die erst steil nach oben ansteigt und dann wellenförmig mit erneuten Auf-und-ab-Bewegungen allmählich abklingt. Eine sinnvolle Konversation ist erst dann wieder möglich, wenn die Erregungskurve auf dem Nullpunkt angelangt ist. Unangebracht sind pauschale Entschuldigungen und übertriebene Demutsbezeugungen. Auf „Das passiert bei uns normalerweise nicht", „Das kann gar nicht sein" oder ähnlich überflüssige Äußerungen sollten Sie verzichten. Führen Sie Ihr Gegenüber zurück auf die sachliche Ebene. Der Patient erwartet nun vor allen Dingen Lösungen. Was natürlich nicht heißen soll, dass Sie sich nicht entschuldigen sollen, wenn dies angebracht scheint. Unbedachte Zusagen oder Versprechungen sind ebenfalls zu unterlassen. Am besten ist es jetzt, Zeit zu gewinnen, um die richtige Lösung zu finden. „Frau Patientin, ich kann verstehen, dass Sie verärgert sind. Ich werde mich um die Sache kümmern. Wann können wir nochmals darüber sprechen?" Meist reicht dies schon. Der Patient spürt Ihr Verständnis und Ihre Bereitschaft, eine Lösung zu finden, die für beide Seiten akzeptabel ist.

Kleider machen Leute – der Praxisknigge-Dresscode

Professionalität zeigt sich im Detail, auch und gerade in der Kleidung. Eine Praxis, die hochwertige Behandlungen erbringt, sollte sich auch selbst hochwertig präsentieren. Billige Shirts und schlecht sitzende Hosen passen nicht zu einer Top-Praxis. Doch gerade bei der Kleiderfrage können sich viele Praxen nicht einigen.

> !
> *„Müssen wir denn wirklich alle die gleiche Praxiskleidung tragen", werde ich oft gefragt.*
> *Die Antwort darauf lautet: JA!*

Wer je Mannschaftssport betrieben hat, weiß, dass das einheitliche Trikot ein Team zusammenschweißt. Alle Grünen gegen die Roten, Blau gegen Gelb, Blümchen gegen Streifen. Einheitliche Kleidung fördert das Zusammengehörigkeitsgefühl des Teams und bietet Patienten Orientierung. Die Weißen sind die Angestellten, alle anderen sind Patienten. Natürlich erfüllt auch farbige Praxiskleidung diese Anforderung an eine einheitliche Darstellung der Praxis. Schwierig wird es meist dann, wenn Oberteile in unterschiedlicher Farbe wochenweise einheitlich getragen werden sollen. Der ursprüngliche Plan war eine blaue, eine grüne und eine rosa Woche. Doch am Montag hat die eine gerade kein frisches blaues Shirt zur Hand und trägt dann eben rosa, die Kollegin hat sich in der Woche vertan und trägt deshalb grün. So ist die Idee einheitlicher Praxiskleidung ad absurdum geführt. Deshalb gebührt dem Dresscode der Praxis ganz besondere Aufmerksamkeit.

Neben der Farbe ist auch die Form der Kleidung entscheidend für die Wirkung auf Patienten. Allerdings muss sich auch die einzelne MitarbeiterIn der Praxis in der Kleidung wohl fühlen, wobei rein rechtlich die Wahl der geeigneten Arbeitskleidung dem Arbeitgeber obliegt.

Die Arbeitskleidung in einer ärztlichen und zahnärztlichen Praxis muss gleich mehrere Ansprüche erfüllen. Zum einen ist sie Schutzkleidung und Teil des Gesundheitsschutzes der Praxismitarbeiter. Zum anderen wollen sich MitarbeiterInnen auch in Praxiskleidung attraktiv und wohl fühlen. So macht es für jede Praxis Sinn, das Thema Praxiskleidung als Teil des Praxiskonzepts zu begreifen. Mit Rücksichtnahme auf die Wünsche der MitarbeiterInnen und Akzeptanz der Vorgaben der Praxisleitung sollte jedoch jede Praxis aus der Vielfalt der Berufsbekleidungsangebote die richtige Wahl treffen können.

▶ PRAXISKNIGGE KONKRET

Das Team erscheint in einheitlichem und hochwertigem Outfit. Stets tadellos saubere und akkurat gebügelte Kleidungsstücke werden vorausgesetzt. Natürlich ist in der Praxis mindestens eine Garnitur zum Wechseln vorrätig. Auch die Praxisschuhe müssen einer kritischen Überprüfung standhalten können. Ausgelatschte Pantinen sind hier fehl am Platz – auch wenn sie noch so bequem sind.

Parfüm ist auch mit Rücksicht auf mögliche allergische Reaktionen von Patienten und Kollegen nicht erwünscht und sollten erst nach Feierabend zum Einsatz kommen. Leichte Gesichtskosmetik oder ein dezentes Tages-Make-up, das die natürliche Ausstrahlung der jeweiligen MitarbeiterIn positiv in Szene setzt, ist durchaus erwünscht. Alle weiteren Details, wie z. B. die Länge und das Aussehen der Fingernägel, sichtbare Piercings und Tattoos regelt entweder das Hygienegesetz (RKI-Richtlinien) oder die Praxiskultur.

12 „Ich arbeite am liebsten mit Elena" – Der Teamknigge

„Hülf dem, der dessen bedarf!...Ein fester Mann muß auch den Mut haben eine abschlägige Antwort geben zu können, und wenn er dies auf edle, nicht beleidigende Weise ...tut und sonst dafür bekannt ist, dass er gerecht handelt und gern hilft, so wird er sich dadurch keine Feinde erwecken. ... und verweigern, was man vernünftigerweise nicht zugestehen kann, heißt nicht hartherzig zu sein."

Adolph Freiherr Knigge, Auszug aus
„Über den Umgang mit Menschen" L, III. 2.7.

Der Praxisknigge legt auch die Umgangsformen innerhalb des Teams fest. Auch hier haben Wertschätzung, Interesse und Respekt höchste Priorität. Jedes Mitglied im Team ist mitverantwortlich für die Qualität der Zusammenarbeit. Ein Arbeitgeber kann erwarten, dass MitarbeiterInnen loyal hinter der Praxis stehen, die Grundregeln guten Benehmens kennen und auch beachten. Dies gilt natürlich auch im umgekehrten Fall. Dennoch sind heute leider beide Konstellationen alles andere als selbstverständlich. Der leitende Arzt einer großen Klinik seufzte mir gegenüber resigniert: „Die Mehrzahl meiner MitarbeiterInnen sehen nicht einmal den Sinn eines kollegialen Grußes ein."

Spielregeln für den Umgang im Team festzulegen, ist also kein überflüssiger Luxus. Angeregt durch den Wunsch vieler Praxen, einen Kollegenkodex zu entwickeln, habe ich dies mit einigen Kunden realisiert. Zunächst waren viele skeptisch, im Praxisalltag zeigte sich jedoch, dass diese Regeln manch einen Konflikt verhindern können. Denn zu verschieden sind mitunter die Auffassungen von Höflichkeit, Hilfsbereitschaft, Wertschätzung und Respekt. In der Belegschaft einer Praxis treffen ganz unterschiedliche Persönlichkeiten, Kulturen, Lebensentwürfe und Altersgruppen aufeinander. Nun ist es kaum möglich, Persönlichkeiten und Charaktere zu ändern, Glaubenssätze sind tief in Menschen verwurzelt, Temperament und die Grundeinstellung zum Leben sind genetisch vorgegeben und durch die bisherige Biografie geprägt. Gibt es aber Spielregeln, können diese eingehalten werden – unbeachtet persönlicher Befindlichkeiten einzelner.

Mannschaftstaugliche Profis – Praxiserfolg ist Teamerfolg

Im Sport besteht ein Team nicht nur aus der Mannschaft der aktiven Spieler, sondern es werden auch Personen wie Trainer, Techniker, Ärzte, Masseure, Berater, etc. mit einbezogen. Sie sind Spezialisten auf ihren Gebieten und nicht aktiv am Spiel beteiligt, aber ihr Know-how ist maßgeblich für den Gesamterfolg der Mannschaft. Auch in der Zahnarztpraxis ergänzen sich im Idealfall die Kompetenzen – das Wissen und Können der einzelnen „Mitspieler" im Team – so gut, dass das Arbeitsziel erfüllt werden kann. Dabei muss jedes Teammitglied Verantwortung übernehmen, sowohl für sein individuelles Handeln als auch für die Zielerreichung der ganzen Gruppe.

Die Verantwortung für das eigene Handeln sowie die gemeinsame Zielerreichung sind ganz wesentliche Anforderungen an ein Team. In meinen Beratungen treffe ich häufig auf gut ausgebildete, fachkompetente und sympathische Persönlichkeiten, die ihren eigenen Arbeitsbereich mit Hingabe und Eifer erstklassig ausfüllen. Was jedoch fehlt, ist die Koordination eigener Fähigkeiten mit denen der anderen Kolleginnen. So kämpft eine Horde von Profis nebeneinander, von der zwar jeder für sich gut arbeitet, aber niemand ein gemeinsames Ziel verfolgt. Im ungünstigsten Fall ist das Praxisziel nicht einmal bekannt. Es ist die Aufgabe der Praxisleitung, solche Visionen zu definieren und sie im Ziel zu verankern.

„Denn sie wissen nicht, was sie tun" – von der Vision zur Mission

„Kein Wind ist demjenigen günstig, der nicht weiß, wohin er segeln will." (*Michel de Montaigne*) Will sagen: Langfristig kann eine Praxis nur dann erfolgreich sein, wenn sich die MitarbeiterInnen mit den Zielen des Chefs identifizieren. Sie wollen wissen, wofür „ihre" Praxis steht und welchen Sinn ihre Arbeit hat. Dazu gehört es auch, zu positiven Zielen beizutragen, eigenständig Entscheidungen zu treffen und selbstständig zu handeln. Die emotionale Bindung zum Unternehmen, aus der sich wiederum das Engagement der MitarbeiterInnen ableitet, basiert genau hierauf.

Eine gute Unternehmensvision drückt aus: Warum tun wir das, was wir heute tun? Und: Wo wollen wir in fünf bis zehn Jahren stehen?

Eng damit verbunden ist die Unternehmensmission. Sie richtet sich aber nicht an die Mitarbeiter, sondern an die Kunden bzw. die Patienten. Diese sollen ebenfalls wissen, wofür das Unternehmen – nach seinem eigenen Anspruch – steht und was es für die Patienten sein will. Die Mission drückt aus: Wie wollen wir von unseren Kunden gesehen werden? Im idealen Fall entsteht damit auch eine Identifikation des Kunden mit dem Unternehmen. Die Vision kann sein, die erfolgreichste Praxis in der Region zu sein. Die Vision kann sein, die Praxis mit den modernsten Therapiemethoden zu sein. Oder die Praxis mit den höchsten Patientenzufriedenheitswerten, den zufriedensten Mitarbeitern und einer außerordentlich zufriedenen Praxisleitung. Über die Philosophie „Der Patient ist König" wird durch die Mission Serviceexzellenz diese Vision erreicht. Eine tolle Vorstellung, wie ich finde.

„Ich arbeite am liebsten mit Elena" – klare Ansagen für mehr Zufriedenheit

Die Teammitglieder handeln und entscheiden gemeinsam oder lösen ihre Aufgabe durch den Austausch von Ideen, Wissen oder Informationen. Und zwar freiwillig, basierend auf gegenseitiger Hilfsbereitschaft und Achtsamkeit. Häufig wird das Team deshalb auf der unbewussten Ebene mit Familie gleichgesetzt. Das heißt, es soll auch Erwartungen und Bedürfnisse von Geborgenheit, gegenseitiger Sorge, Abnahme von Verantwortung erfüllen. So kann es passieren, dass sich die Teammitglieder hinter der abstrakten Größe des Teams verstecken. Doch ein Team als solches ist nicht verantwortungsfähig, die Übernahme von Verantwortung ist immer an einzelne Personen gebunden. Auch deshalb braucht ein Team klare Vorgaben. Wer dabei für welchen Bereich zuständig ist, wer anderen gegenüber weisungsberechtigt, oder wer welche Entscheidungen selbständig treffen kann, muss die Praxisleitung festlegen. Das beginnt beim Meldetext am Telefon, geht weiter über das Terminmanagement, die Assistenz etc. In vielen Fällen wissen die MitarbeiterInnen nicht genau, welche Erwartungen der Chef oder die Chefin an sie konkret haben.

Bericht aus der Praxis

„Bei chirurgischen Eingriffen und Implantationen arbeite ich am liebsten mit Elena zusammen", erzählte mir einer der Zahnärzte, dessen Praxis ich betreue. „Sie weiß genau, welcher Handgriff in diesem Moment der Richtige ist, kennt die Abläufe und spürt intuitiv, was der Patient oder ich jetzt brauchen. Ich wünschte, andere MitarbeiterInnen wären ebenso fähig wie sie."

Vielleicht ist Elena wirklich eine ganz besonders fähige und begabte MitarbeiterIn. Doch die zahnärztliche oder ärztliche Assistenz ist keine Wissenschaft, die nur wenige erlernen können. Viel zu selten äußert der Behandler ganz klar seine Wünsche, wie eine Assistenz bei ihm ablaufen soll. Warum wird Helferin Elena nicht zur internen Schulungsleiterin ernannt, die gemeinsam mit dem Chef einmal die Assistenzstandards für die jeweiligen Eingriffe festlegt und dann ihre Kolleginnen schult, bis diese das gleiche Niveau haben? Wie viel einfacher ist der Tagesablauf, wenn die Mitarbeiterqualität in etwa auf dem gleichen Level ist – und wie viel ökonomischer! Häufig sammeln sich bei einer „Superhelferin" alle Aufgaben, weil sie diese am besten erledigt. Und schon trauen sich andere gar nicht mehr, auch Eigeninitiative zu zeigen. Und Elena wird eines Tages völlig überfordert aufgeben und sich fragen, warum alles auf ihren Schultern lastet. Wenn Sie also nicht riskieren wollen, dass ihre besten Kräfte irgendwann das Handtuch werfen, sollten sie auf eine ausgewogene Teamleistung und Teamverantwortung achten.

„Dafür bin ich nicht zuständig“ – die Sache mit der Verantwortung

Klar muss dabei sein, dass jeder im Team eine Mitverantwortung für alle Bereiche trägt. So hat z. B. MitarbeiterIn A die Verantwortung für das Zimmer 1 übernommen. Kollegin B stellt bei Dienstbeginn fest, dass einige Materialien fehlen. Sie fühlt sich jedoch nicht dafür verantwortlich, dieses Defizit auszugleichen, da Zimmer 1 ja nicht „ihr“ Zimmer ist. Eine krasse Fehleinschätzung, die kurze Zeit später bei der Behandlung des Patienten zu Störungen führen wird. Es bleibt MitarbeiterIn B unbenommen, später die Kollegin A zu befragen, warum sie nicht in der Lage war, ihren Aufgabenbereich perfekt zu erfüllen. Doch zuvor gleicht sie die entdeckten Defizite aus, um eine störungsfreie Behandlung zu sichern.

▶ PRAXISKNIGGE KONKRET

Dies könnte ein Teamkodex, eine Zielvereinbarung für ein Gesamtteam sein

- Unser Team besteht aus Kollegen und Kolleginnen, die sich mit gegenseitiger Wertschätzung in ihren Fähigkeiten ergänzen.
- Wir engagieren uns für gemeinsame Praxis- und Leistungsziele, die wir täglich aufs Neue im gemeinsamen Arbeitseinsatz erreichen wollen.
- Wir stehen füreinander ein und ziehen uns gegenseitig zur Verantwortung.
- Uns ist bewusst, dass jeder abhängig von der Leistung der anderen ist.
- Erst durch Vernetzung und Interaktion werden erstklassige Ergebnisse erzielt.
- Grundlage unserer Zusammenarbeit ist das Selbstverständnis unseres Berufes, unsere Praxisphilosophie, das Wohl unserer Patienten, die Zufriedenheit jedes Teammitgliedes und unseres Chefs.
- Unsere Mission lautet: „Der Patient steht im Mittelpunkt unseres Handelns und dafür engagieren wir uns Tag für Tag aufs Neue.“

Diese Regeln bedeuten vor allem eines: Das Team hat Ziele, für die alle gemeinsam verantwortlich sind. Jedes Teammitglied ist sich dieser Verantwortung bewusst und fühlt sich dieser auch verpflichtet. Dies äußert sich auch in gegenseitiger Wertschätzung und gepflegten Umgangsformen. So ist es für ein Praxisknigge-Team selbstverständlich, dass jeder pünktlich zum Dienst erscheint, seine Aufgaben gewissenhaft erledigt. Die Losung heißt: 100% Gehalt = 100% Leistung!

„Die hat mir gar nichts zu sagen" – der Sand im Getriebe des täglichen Miteinanders

Da will eine MitarbeiterIn helfen und erklärt der Kollegin, wie man das Steriprotokoll ausdruckt. Statt eines dankbaren Lächelns erhält sie jedoch eine ganz andere Reaktion: „Von dir lasse ich mir gar nichts sagen!", zischt die vermeintlich Bevormundete. Manche Menschen haben ein Problem damit, Autoritäten anzuerkennen, ja sogar damit, Hilfe anzunehmen. Erhält diese MitarbeiterIn einen Auftrag, oder wird um etwas gebeten, erfüllt sie die Bitte womöglich nicht. Doch in einem Team kann nicht jeder alles interpretieren wie er oder sie es gerade für gut befindet. Ähnlich gelagert ist der Fall der erfahrenen MitarbeiterIn, die die Hygienekenntnisse des Azubis vervollkommnen soll und nach jedem zweiten Satz „ich weiß", als Zwischenruf hört. Johann Wolfgang von Goethe drückte es so aus: „Wissen ist gut, Können ist besser." Das trifft auch auf die Arzt- oder Zahnarztpraxis zu. Die Qualität eines Teams, ja sogar einer Praxis, ist immer so gut wie sein schwächstes Teammitglied.

In einem anderen Beispiel bittet die Praxismanagerin eine Kollegin, die um 15.00 Uhr Schichtende hat, die Tagespost zum nächsten Briefkasten, der zudem noch direkt neben dem Praxiseingang hängt, zu bringen und hört: „Mach's doch selber, ich bin doch nicht dein Laufbursche! Ich habe jetzt Feierabend. Und tschüss." Hier ist der MitarbeiterIn der Unterschied zwischen Zuständigkeit und Verantwortung offensichtlich nicht klar. Auch wenn die Praxismanagerin zuständig ist für den ganzen „Papierkram", ist jede andere MitarbeiterIn mitverantwortlich, dass Rechnungen, Zahnersatzpläne etc. pünktlich zur Post kommen.

PRAXISKNIGGE KONKRET

Ein höflicher Umgang im Team ist geprägt von Respekt vor den Kolleginnen und dem Chef. „Du hast mir gar nichts zu sagen", sollte deshalb im Sprachrepertoire erst gar nicht vorhanden sein. Das bedeutet nicht, dass eine engagierte MitarbeiterIn die Arbeit einer arbeitsscheuen und faulen Kollegin unwidersprochen übernehmen muss. Doch es sind sich alle Teammitglieder einig, dass alle Kollegen und Kolleginnen unterstützt werden, wenn sie Hilfe brauchen.
Das bedeutet: Bittet eine Mitarbeiterin um Unterstützung, erhält sie diese ohne Widerspruch und freche Antworten. Im Idealfall „erahnt" die Kollegin sogar schon bevor die Bitte geäußert wird, wie sie helfen kann, denn Achtsamkeit miteinander wird großgeschrieben. Dennoch schwimmt auch eine Knigge-Praxis nicht in einer schleimigen Harmoniesülze, in der Konflikte unerwünscht sind. Vielmehr kann ein solches Team mit Konflikten und unterschiedlichen Auffassungen umgehen, findet Lösungswege und ist kritikfähig.

Transparenz ist Trumpf – Das Organigramm als Basis der Praxiskultur

Ein Team kann sich selbst nicht führen, auch wenn einige Chefs sich das wünschen. Um eine geordnete und nachvollziehbare Teamstruktur zu entwickeln, ist ein Organigramm eine gute Methode. Es bildet im Praxismanagement die Basis der Zuständigkeiten und macht Hierarchien transparent. In vielen Praxen herrscht der Irrglaube, mit „gesundem Menschenverstand" könne man alles regeln. Das kann schon deshalb nicht funktionieren, weil jeder Mensch in seiner eigenen Wirklichkeit lebt und Situationen anders interpretiert. Manch einer kennt dabei nicht einmal den Unterschied zwischen Zuständigkeit und Verantwortung. Eine Mitarbeiterin ist zuständig für z. B. den Steri, die Materialbestellung etc. Diese Zuständigkeit entbindet jedoch nicht alle anderen im Team, sich für diese Bereiche ebenfalls verantwortlich zu fühlen.

Ein Organigramm geht jedoch weiter als nur reine Zuständigkeiten, Arbeitsbereiche und Funktionsstellen auszuweisen. Das Organigramm ist der Kompass der Praxis. Für alle ersichtlich, stellt es klar, wer eine Führungsrolle inne hat und dadurch weisungsbefugt ist. So erkennen alle, wer wem etwas zu sagen hat und warum.

PRAXISKNIGGE KONKRET

Ein effektives Organigramm stellt hohe Ansprüche an die Personalführung der Praxis. So wird nicht zwangsläufig der MitarbeiterIn mit der längsten Berufserfahrung eine Führungsposition übertragen, sondern derjenigen, die auch die Eignung dafür besitzt oder diese erwirbt. Auch Fachkompetenz alleine ist kein Kriterium für eine Führungsrolle. Vielmehr gehören dazu noch Softskills wie Einfühlungsvermögen, die Fähigkeit, auf andere eingehen, andere Meinungen zu akzeptieren, oder auch Kollegen begeistern zu können.
Neben Führungskräften, wie z.B. Teamleitung Assistenz, Teamleitung Prophylaxe, Qualitätsmanagementbeauftragte gibt es jede Menge Bereichsleiterinnen wie z.B. für die Bereiche Hygiene, Material, Labor, Abrechnung, etc. Jede Praxis hat ihre eigenen Bereiche und Führungspositionen. Eines steht jedoch fest: Je klarer die Hierarchien, die Aufgabenbereiche und Stellenanforderungen sind, desto mehr Orientierung bietet das Organigramm für das gesamte Team. Gefordert ist hier auch die Praxisleitung, die der Führungskraft den Rücken stärken sollte.

Eine Frage der Perspektive – Menschenflüsterer gesucht

„Über den Umgang mit Leuten von verschiedenen Gemütsarten, Temperamenten und Stimmungen des Geistes und des Herzens" machte sich Adolph Freiherr Knigge seine Gedanken und leitete wertvolle Regeln daraus ab, die auch in modernen Arztpraxen den Alltag erleichtern können.

In vielen Teams sind nämlich neben unterschiedlichen Persönlichkeiten auch unterschiedliche Kulturen vertreten, die wiederum völlig abweichende Sichtweisen auf ganz alltägliche Situationen haben können. Während ein Teammitglied sich konservativen und traditionellen Werten verpflichtet fühlt, lehnt die Kollegin diese Denkweise völlig ab, lebt und handelt nach ihren eigenen Gesetzen. Und dann sind da noch die kleinen Prinzessinnen, verwöhnt, wenig leistungsbewusst erzogen, reichlich naiv, und mit einem gestörten Verhältnis zu Autoritäten im Allgemeinen:

Bericht aus der Praxis

Bei einem meiner Praxisbesuche wurde die Auszubildende vermisst. Nach einigem Suchen fand man sie im Wartezimmer, ganz vertieft in eine Zeitungslektüre. Der Praxisinhaber fragte die junge Frau ganz versöhnlich: „Na Julia, wollen Sie nicht lieber wieder ins Behandlungszimmer kommen und etwas lernen?“ Julia hob dabei den Kopf nur unmerklich, um zu antworten: „Ach Chef, dazu habe ich doch noch fast drei Jahre Zeit.“

Dem fassungslosen Arzt fehlten hier regelrecht die Worte, erkannte er doch, dass in dem Körper dieser jungen Frau noch ein echtes Kind steckte. Weder die Verantwortung gegenüber ihrem Chef als Arbeitgeber war ihr klar, noch plagte sie ein Unrechtsbewusstsein.

Die kleine Anekdote mag zum Schmunzeln anregen, zeigt aber auch klar, dass es bei der Ausbildung von Nachwuchskräften nicht nur um die Vermittlung von beruflichen Fähigkeiten geht, sondern dass in vielen Fällen auch noch Erziehungsarbeit nachgeholt werden muss.

Hier einige weitere Beispiele für den Unterschied zwischen „Selbstbild“ und „Fremdbild“:

Bericht aus der Praxis

Ein Chef beklagt die schnoddrige Art der Auszubildenden, den Kommandoton einer MitarbeiterIn und die mangelnde Höflichkeit des Teams im Umgang mit Patienten. Die Auszubildende selbst jedoch findet ihre Art einfach nur „direkt“ und will sich „nichts gefallen lassen“ – was immer das auch bedeuten mag. Die MitarbeiterIn, die im Militärjargon das gesamte Team kommandiert, tut dies vermutlich in allerbester Absicht, will einfach nur, „dass der Laden läuft“. Die MitarbeiterIn, die mangelnde Höflichkeit gegenüber Patienten an den Tag legt, „wehrt sich nur“ gegen vermeintliche Ungerechtigkeiten der Patienten, „die immer Recht haben wollen“.
Das Team berichtet hingegen, dass der Chef jeden Morgen mindestens 20 Minuten zu spät erscheint, nicht mal grüßt und gleich ungehalten reagiert, wenn auch nur eine Kleinigkeit nicht stimmt.
Sieht man auch hier hinter die Kulissen, so ist der Chef kürzlich Vater geworden und verbringt deshalb häufig schlaflose Nächte. Er eilt dann, in Gedan-

ken schon bei der ersten Behandlung, in die Praxis ohne nach rechts und links zu sehen, ist griesgrämig und müde. Den MitarbeiterInnen fehlt dafür jedoch das Verständnis, auch weil sie vermutlich die Gründe nicht kennen.

Die Folgen: Die Auszubildende fühlt sich respektlos behandelt, während die erfahrene Kollegin den Eindruck hat, dass sie sich gerne vor der Arbeit drückt und die ihr übertragenen Arbeiten nur widerwillig erledigt. Jeder hat offensichtlich unterschiedliche Erwartungen an die Kollegen und den Chef. Als solcher ist man gut beraten, wenn man seine Angestellten einschätzen kann und bestimmte Mitarbeitertypen erkennt.

Typen, die keiner braucht – Von Dinos, Diven, Amazonen und Barbies

Knigge befasste sich bei seinen Betrachtungen mit „herrschsüchtigen Leuten", mit „Eitlen und empfindlichen Leuten, mit Eigensinnigen, Zanksüchtigen, Widerspenstigen und Jähzornigen", um nur einige Beispiel zu nennen. Wir wollen uns mit einigen Grundtypen beschäftigen, denen ich in meiner Eigenschaft als Beraterin in fast jeder Praxis begegne. Da ist z. B. der „Praxis-Dino". Das ist die MitarbeiterIn, die sich der Praxis mehr verpflichtet fühlt, als der Praxisinhaber selbst. Sie hat die Rolle der uneingeschränkten Alleinherrscherin angenommen, weil der Chef dies widerspruchslos zugelassen hat. Diese Art von MitarbeiterIn ist durchaus loyal. Sie ist jedoch allzu oft – und unbemerkt von der Praxisleitung – verantwortlich für mangelnde Motivation des restlichen Teams und schlechte Stimmung. Warum? Weil sie sich für alles verantwortlich fühlt, aber niemals für alles verantwortlich sein kann! Weil sie niemandem zutraut, eine Sache genauso gut zu machen, wie sie selbst es zu tun glaubt. Der Praxis-Dino ist hoffnungslos überlastet, gibt dies jedoch nicht zu. Oft haben diese MitarbeiterInnen die Praxis „mit aufgebaut", können aber mit deren Wachstum nicht mithalten. Ihre Fähigkeiten kommen am besten im Kleinteam zur Geltung, während das „große Ganze" eine Herausforderung ist, die sie nicht bewältigen. Für den Praxisinhaber sind solche MitarbeiterInnen vordergründig bequem, bremsen jedoch die Leistungsfähigkeit des gesamten Teams.

Eine weitere Spezies sind die „Diven" – kapriziöse, egoistische „Ersthelferinnen", die ständig Gespräche unter vier Augen mit dem Chef führen und eine gewisse Narrenfreiheit genießen. Typischerweise himmeln sie den Arzt an, sehen aber auf KollegInnen herab, was an ihrer Selbstüberschätzung liegt.

Weniger egoistisch, aber ebenfalls schädlich für den Teamgeist sind die „Amazonen". Diese selbsternannten „Betriebsrätinnen" sehen ihre Mission als Hüterinnen der Gerechtigkeit für alle. Sie dokumentieren akribisch jede Viertelstunde Mehrarbeit, setzen sich ungefragt für die Belange von KollegInnen ein und wissen immer genau Bescheid über die Rechte von Arbeitnehmern. Dabei vergessen sie nur leider allzuoft, dass es auch Pflichten gibt.

Ebenfalls in fast jeder Praxis findet man das „Barbiepüppchen", das immer hilflos erscheint und deshalb von allen anderen unterstützt wird – und sich heimlich ins Fäustchen lacht, weil andere ihre Arbeit mitmachen.

Diese Aufzählung könnte noch ein beträchtliches Stück weitergehen. Genau deshalb benötigt eine erfolgreiche Praxis einen Teamkodex, der all die Mitarbeiterinnen, die sich ihrer Aufgaben bewusst sind, die engagiert, freundlich und selbstverständlich ihre Arbeit erledigen, vor den Dinos und Diven, den Amazonen und Barbies schützt.

PRAXISKNIGGE KONKRET

Der Team-Kollegen-Kodex basiert auf dem WIR-Gedanken. W = Wertschätzung, I = Interesse, R = Respekt, da Höflichkeit gegenüber Patienten nur authentisch sein kann, wenn Höflichkeit zu allen, also auch im Team, eine Selbstverständlichkeit ist. Hier einige Auszüge daraus:

- Wir begrüßen uns bei Schichtbeginn/Arbeitsbeginn mit Namen und Blickkontakt.
- Wir stimmen uns kollegial über den Tagesplan ab.
- Wir helfen uns gerne und bedanken uns für die Hilfe, nehmen diese nicht selbstverständlich hin.
- Wir sprechen höflich und respektvoll miteinander – auch bei kontroversen Meinungen.
- Wir tragen keine Konflikte im Beisein von Patienten aus.
- Wir reden nicht übereinander, sondern miteinander.

- Wir lösen Konflikte, statt sie eskalieren zu lassen.
- Wir stehen zu unseren Fehlern und übernehmen dafür die Verantwortung.
- Wir erkennen Autoritäten an, die durch das Organigramm festgelegt wurden.
- Wir nehmen die Schweigeverpflichtung und den Datenschutz ernst und tragen keine Praxisinterna nach außen.

So wie die Philosophie der Praxis deren Ziele für alle sichtbar macht, ist der Kollegen- oder Teamkodex die freiwillige Selbstverpflichtung des gesamten Teams im Sinne einer wertschätzenden Praxiskultur. Deshalb hängt dieser gerahmt an einem Platz, an dem alle ihn sehen können. Manche Teams veröffentlichen Teile des Kodexes auch auf der Webseite der Praxis. Das ist natürlich Geschmackssache. Der Praxischef sorgt dafür, dass der Teamkodex gelebt wird und nicht als leere Worthülsensammlung verstaubt. Manches Team führt sogar eine „Mannschaftskasse", in die bei Regelverstößen eingezahlt wird, manchmal sogar mit entsprechendem „Bußgeldkatalog". Irgendwann wird die Kasse dann gemeinsam „leergefeiert", was den Teamgeist neu belebt.

Dialog statt Alleinunterhaltung – Teamsitzungen

Stellen Sie sich folgendes Szenario vor: In einem engen Raum, der einer Küche nicht unähnlich ist, sitzen Menschen auf unbequemen Stühlen. Einige rühren gelangweilt in Kaffeetassen, Kakao- oder Teebechern herum. Andere schielen alle drei Sekunden auf ihr Handy, tippen eine schnelle SMS und wippen unruhig mit dem Fuß. Einer spricht in ernstem Tonfall, ein anderer schreibt auf einem Block das Gesagte auf. Am Ende fragt der Redner, bereits im Aufstehen begriffen: „Noch Fragen?" Einige schütteln den Kopf, andere sehen sich fragend an, wieder andere lächeln erleichtert. Endlich vorbei. Sie ahnen es. Es handelt sich weder um das konspirative Treffen der Piratenpartei noch um eine Mafiaversammlung in Wanne-Eickel. So wie beschrieben laufen unzählige Teamsitzungen in Arzt- und Zahnarztpraxen ab. Man findet sich zusammen. Die ersten beißen ins Pausenbrot, andere knabbern am Salat herum, eine kocht Kaffee, aber nur für sich selbst. Irgendwann erscheint der Chef oder die Chefin und schon wird das bis eben muntere Trüppchen leise. Nun kommt die Ansprache des Chefs oder der Chefin: Zack. Zack. Zack. Was alles nicht geklappt hat in den letzten vier Wochen und was geändert werden soll. Alle nicken pflichtschuldig. Dann kriegt die eine oder andere MitarbeiterIn noch „ihr Fett weg", z.B. weil sich eine Patientin über sie beschwert hat, eine andere, weil sie mehrmals zu spät gekommen ist. Nach etwa einer Stunde Monolog ist die Sitzung zu Ende. Die Stimmung ist auf dem Nullpunkt, die Protokollantin raunt der Kollegin verschwörerisch zu: „Immer dasselbe."

Wenn Ihre Teammeetings ähnlich ablaufen, wird eine große Chance der Praxisentwicklung vertan. Eine Teamsitzung hat, auch unter Praxisknigge-Aspekten, eine völlig andere Form und dient als kreative Ideenschmiede für den „kontinuierlichen Verbesserungsprozess".

Damit Ihre Teamsitzungen die Praxis wirklich weiter entwickeln, sollten Sie einige Aspekte berücksichtigen. Umfang und Intervall für Teamsitzungen sind abhängig von der Praxisgröße und den Themen, die anfallen. In den meisten Fällen reicht ein vierwöchiges Sitzungsintervall aus. Ich habe aber auch Praxen erlebt, die eine „große" Teamrunde mit dem Gesamtteam nur alle sechs Monate organisiert bekamen und deshalb abteilungsweise zeitnahe Meetings abhielten. Ebenso kann es Sinn machen, dass sich bei Bedarf nur die Führungskräfte der Praxis treffen, die Azubis unter der Moderation einer erfahrenen Kollegin, oder die Assistenz mit der Hygienebeauftragten usw. In kleineren Praxen sollte es aber möglich sein, einen regelmäßigen Termin mit dem Gesamtteam anzuberaumen. Hierbei hat es sich bewährt, die Teamsitzungen für das gesamte Jahr durchzuplanen und die benötigte Sitzungszeit auszublocken. So kann sich jeder auf diese Routinetermine einstellen.

Findige Praxisinhaber nutzen Teamsitzungen übrigens auch gerne als interne Schulungsmaßnahme. So kann z.B. in jeder Teamsitzung eine MitarbeiterIn aus ihrem Verantwortungsbereich die Kolleginnen schulen. Eine Auffrischung der Bedienung der Telefonanlage kann ebenso dazu zählen wie eine Röntgenbelehrung durch den Chef, oder ein Vortrag der Hygienebeauftragten über die neuesten Anforderungen auf diesem Gebiet.

▶ PRAXISKNIGGE KONKRET

Die Knigge-Praxis tagt nur mit Agenda. Die Tagesordnung liegt spätestens eine Woche vor dem Meeting allen TeilnehmerInnen vor, entweder in Form eines Aushangs oder per E-Mail im Postfach jeder MitarbeiterIn.

Die Anzahl der Tagesordnungspunkte ist abhängig von der zur Verfügung stehenden Zeit. Je weniger Punkte auf der Agenda, umso höher die Chance auf Umsetzung. Sicher scheint jedes Thema wichtig zu sein, doch routinierte SitzungsleiterInnen beherrschen die Kunst des Prioritätenfilterns und bevorzugen für den nächsten Termin nur die wichtigsten Themen. Diese Moderatorin sorgt auch für Disziplin in der Sitzung. Sie oder er lenkt die Diskussionsbeiträge auf die sachliche Ebene, sollten sie wieder einmal zu persönlich werden. Vielredner werden gestoppt, die ewig schweigende Mehrheit zum Reden animiert. Eine weitere Person führt Protokoll. Eine angenehme Atmosphäre ist der Sitzung sicher dienlicher als die Enge einer Praxisküche, die häufig zugleich noch Labor und Lager ist. Warum nicht das Wartezimmer nutzen? Eine gute Tagungsatmosphäre bringt meist auch gute Tagungsergebnisse. Trennen Sie strikt Business von Ihrer Pause. Nehmen Sie sich vor oder nach der Sitzung Zeit, Mittag zu essen. Die Teamsitzung ist ein wichtiges Praxisführungsinstrument und sollte nicht mit einem legeren Kaffeeklatsch verwechselt werden.
Alle Beschlüsse werden mit einem Umsetzungsplan zum Erfolg gebracht, jede Änderung wird terminiert und es wird bestimmt, wer für die Umsetzung verantwortlich zeichnet. In der nächsten Sitzung werden zunächst die Erfolge und die Misserfolge analysiert, bevor es um die aktuellen Themen geht.

Hier ein Beispiel für „goldene Regeln" für die Teamsitzung in Listenform:

- Wir tagen nur mit Agenda.
- Wir beginnen das Meeting pünktlich.
- Wir diskutieren nur konkrete Punkte der Agenda.
- Keine Kritik ohne gleichzeitigen Lösungsvorschlag.
- Keine allgemeinen Nörgeleien.
- Wir lassen den Anderen ausreden.
- Wir diskutieren sachlich, greifen niemanden persönlich an.
- Die Redezeit wird auf eine vereinbarte Maximalzeit festgelegt.
- Kritik an einzelnen KollegInnen findet nur unter vier Augen im Mitarbeitergespräch statt.
- Die Teamsitzung ist kein Monolog für einen, sondern eine konstruktive Diskussion, an der sich alle beteiligen.
- Wir beenden die Sitzung nur mit konkreten Ergebnissen.
- Wir messen den Erfolg unserer Sitzungen.

„Ich Chef, du nix“ – Der Behandlerknigge

13

„Enthülle nie auf unedle Art die Schwächen Deiner Nebenmenschen… Ziehe nicht ihre Fehler und Verirrungen an das Tageslicht, …“

Adolph Freiherr Knigge, Auszug aus
„Über den Umgang mit Menschen“, I ,1, 8.

Patienten, Mitarbeiter, Kollegen, das Dentallabor und alle Besucher und Gäste der Praxis beurteilen und bewerten natürlich auch den Praxisinhaber oder die Praxisinhaberin. Der Chef ist Vorbild, ob er will oder nicht. Denn das Image einer Praxis wird in erster Linie von ihm geprägt. Wer je auf Personalsuche war, weiß, dass auch einer Zahnarztpraxis ein guter oder schlechter Ruf vorauseilen kann. So ist der Behandlerknigge zwangsläufig ein überaus wichtiger Teil des Praxisknigge.

Auch wenn der Chef oder die Chefin eine Reihe von Privilegien genießen, die dem Team nicht zustehen können, so ist die Vorbildfunktion doch von erheblicher Bedeutung für die Gesamtmotivation des Teams, dessen Leistungsbereitschaft und Loyalität. Und nicht zuletzt für Patienten der Schlüssel zur Entscheidung, ob sie der Praxis ihr Vertrauen schenken.

Für den ersten Eindruck gibt es keine zweite Chance

Für die Praxis ist der neue Patient ein regelrechter Hauptgewinn. Wohl in keiner Phase der Arzt-Patientenbeziehung ist dieser so offen für Veränderungen, so aufgeschlossen gegenüber hochwertigen Therapieformen und damit verbundenen Zuzahlungen wie beim ersten Besuch. Schließlich hat es ja einen Grund, wenn ein Patient den Zahnarzt wechselt. Laut einer Studie der GfK (Gesellschaft für Konsumforschung) beschwert sich jeder neunte Patient über unfreundliche Ärzte. Was für den Kollegen, den Ihr neuer Patient verlassen hat, ein eher bedauernswerter Umstand ist, ist für Ihre Praxis eine einmalige Chance zum Neuanfang. Denn im Konzept des Praxisknigge stehen Herzlichkeit und höfliche Umgangsformen im Mittelpunkt des Kontakts. Wenn sich auch der Chef daran hält, steht dem Erfolg der neuen Arzt-Patienten-Beziehung nichts mehr im Weg.

Für den ersten Eindruck gibt es bekanntlich keine zweite Chance. Das sollten Sie strategisch nutzen und beim ersten Besuch eines Patienten nichts dem Zufall überlassen. Hopp oder Topp. Sie erinnern sich an die Prozesse des Erstkontakts mit Patienten, den ärztliche und zahnärztliche MitarbeiterInnen gestalten? Vom ersten telefonischen bis zum ersten persönlichen Kontakt läuft alles nach Praxisknigge-Vorgaben ab. Auch der erste Kontakt des Behandlers/der Behandlerin sollte diesem Muster folgen. Hier ein Beispiel, was alles falsch laufen kann:

Der Patient als Nebensache

Bericht aus der Praxis

Im Rahmen einer Praxisanalyse durfte ich bei einigen Behandlungen im Sprechzimmer dabei sein, um auch die Kommunikation mit den Patienten zu analysieren. Zu diesem Zweck machte ich mich bereits im Wartezimmer mit einer Patientin bekannt und holte mir deren Erlaubnis ein, bei der Behandlung anwesend zu sein. Dabei erfuhr ich, dass die Patientin auf Empfehlung einer Nachbarin die Praxis aufgesucht hatte, vorerst jedoch nur eine Zweitmeinung über eine geplante Zahnersatzversorgung einholen wollte. Für die Praxis meines Kunden eine unwiederbringliche Chance, eine neue „Kundin" zu gewinnen. Im Sprechzimmer bat die zahnärztliche Mitarbeiterin die Patientin auf den Behandlungsstuhl und hantierte eine ganze Weile hinter ihrem Rücken herum. Dabei sprach sie kein Wort, sondern klapperte nur geschäftig mit den Instrumenten. Irgendwann sagte sie dann aus dem

Hintergrund zur Patientin etwas, das sich anhörte wie „Chef kommt gleich", um anschließend, immer noch stumm, das Zimmer zu verlassen. Die Patientin sah sich im Behandlungszimmer um, wirkte verunsichert. Kein Wunder, denn sie musste den Eindruck gewinnen, in diesem Raum zwischengelagert worden zu sein. Ich verwickelte sie daher in ein kurzes Gespräch und erfuhr dabei eine ganze Menge über sie. Irgendwann stürmte der Zahnarzt, gefolgt von einer weiteren Mitarbeiterin in den Behandlungsraum – eine Situation, die an den Zugriffs eines Sondereinsatzkommandos erinnerte und die angespannte Atmosphäre im Raum weiter verschärfte.
Die knappe Begrüßung der potentiellen neuen Patientin hätte sich der Chef auch noch sparen können – weder stellte er sich selbst vor, noch war er in der Lage, sein Gegenüber mit Namen anzusprechen. Die Patientin hatte eine Krone verloren, die bereits auf dem Schwebetisch lag. Vielleicht schien dem Zahnarzt dadurch klar zu sein, was die Dame erwartete – gefragt wurde sie jedenfalls nicht.
Die folgende Untersuchung wirkte genauso hektisch wie das überfallartige Eindringen in das Behandlungszimmer. Leider hielt es der Zahnarzt auch nicht für notwendig, die Kürzel „c, f, x" etc. patientenverständlich zu übersetzen. Stattdessen gab er die Anweisung, alles zum Wiedereinsetzen der Krone vorzubereiten. Nebenbei erwähnte er „feinfühlig", dass der Zahn unter der Krone „völlig zerstört" sei und das Wiedereinsetzen nur als provisorische Zwischenlösung verstanden werden solle. Niemand vergewisserte sich, dass die Patientin diesen eher beiläufigen Kommentar auch verstanden hatte. Ein Röntgenbild wurde angefertigt, dazu musste die Patientin in den Röntgenraum. Noch bevor sie aus dem Behandlungsstuhl aufgestanden war, waren Helferin und Zahnarzt schon verschwunden. Unsicher linste die Patientin in den Flur und fand den Röntgenraum nur, weil die zahnärztliche Mitarbeiterin inzwischen ungeduldig aus dem Raum in den Flur blickte. Zurück kam die Patientin ebenfalls alleine. Zumindest der Zahnarzt schien sich gut zu amüsieren. Zusammen mit weiteren Helferinnen unterhielt er sich lautstark und unter fröhlichem Gelächter bei offener Sprechzimmertür. Beim Einsetzen der Krone kam das Thema Zahnreinigung rudimentär zur Sprache, nicht ohne sich dabei für den Preis zu entschuldigen. Eine Mit-

arbeiterIn brachte das Röntgenbild herein, ohne Gruß, ohne Blick auf die Patientin. Hörbar war nur das energische Geräusch, mit dem das Bild am Röntgenbildbetrachter angebracht wurde. Die Augen der Patientin bewegten sich fragend in Richtung des Geräusches, was aber weder der Behandler noch die Assistenz registrierten.
Am Ende bat der Zahnarzt die Patientin an den Röntgenbildbetrachter, um ihr das Bild zu erklären, wobei er Augenkontakt mit ihr vermied, als würde ihn das möglicherweise zu Stein verwandeln. Schnell diktierte er noch einen Kostenplan für Zahnersatz, dann wurde die Patientin hinausgeschickt, jedoch nicht ohne vorher noch kurz den Hinweis zu erhalten, dass der Stift, mit dem die Krone zum Halten gebracht wurde, 25 Euro kosten würde. An der Rezeption erhielt sie sieben Termine(!) – nur wofür und warum wusste sie nicht.
Der Heil- und Kostenplan für ZE bestand aus Modellguss und Kronen. Weder ein festsitzender Ersatz noch die Möglichkeit der Implantation wurden auch nur erwähnt. Nach ihren Vorstellungen wurde die Patientin zu keinem Zeitpunkt gefragt.
Dabei ist der Zahnarzt erfahren, ein exzellenter Praktiker mit einer leidlich gut gehenden Praxis. Bedauerlich, dass er nicht erkannt hat, welches Potential in dieser Situation steckte.

PRAXISKNIGGE KONKRET

In der Knigge-Praxis stellt sich die zahnärztliche MitarbeiterIn im Sprechzimmer namentlich vor, hantiert nicht hinter dem Rücken der Patientin herum, sondern nutzt die Zeit bis zum Eintreffen des Behandlers, z. B. für Erstinformationen über die Praxis oder für leichten Smalltalk, der die Patientin entspannt. In unserem Fall hätte sie sicher die gleichen Informationen wie ich erhalten. Diese wichtigen Fakten (Zweitmeinung, aber nicht wegen der Kosten, sondern wegen der Ausführung und Vorbehandlung) hätten dem Erstkontakt zwischen Zahnarzt und Patientin sicher einen größeren Erfolg beschieden.
Der Behandler hat sich vor dem Betreten des Behandlungszimmers bereits über die neue Patientin informiert, weiß, wer ihn empfohlen hat und ob weitere Gründe die Wahl der Praxis beeinflusst haben. Er betritt das Sprechzimmer in gemä-

ßigtem Tempo, natürlich ohne Mundschutz und Handschuhe. Schließlich soll sich die Patientin willkommen fühlen und nicht wie ein Seuchenherd. Befindet sich die Mitarbeiterin gerade mit der Patientin in einem Gespräch, so „platzt" der Chef nicht einfach hinein, sondern wartet kurz ab, bis seine geschulte Helferin zum Ende kommt.

Nun stellt sich der Praxischef vor und begrüßt auch die Patientin namentlich, denn er will ihr das Gefühl geben, dass sie nicht eine von vielen ist. Sie trägt zu diesem Zeitpunkt noch keinen Umhang, und das Untersuchungsbesteck liegt außer Sichtweite. Bei einem ungezwungenen Warm-up klopft er noch einmal grundsätzliche Fakten ab (Grund des Besuchs, Empfehlung, etc.). Eine Mitarbeiterin dokumentiert diese Angaben, der Zahnarzt hingegen konzentriert sich voll und ganz auf die neue Patientin und deren Anliegen. Es geht darum, ehrliches Interesse zu vermitteln. Dazu gehört auch eine passende Körpersprache, zum Beispiel in Form von Augenkontakt. Die potentielle neue Patientin soll spüren, dass sich das Team Zeit für sie nimmt und sie hier nicht in die Fließbandpraxis von Dr. Flottmann geraten ist.

Auch wenn, wie in unserem Fall, durch die herausgefallene Krone die Behandlung scheinbar auf der Hand liegt, wird jeder (!) Patient zu Beginn gefragt, warum genau er heute in der Praxis ist. Auch dann, wenn er einen Termin z.B. zur Füllung oder Präparation hat – schließlich kann sich jederzeit etwas geändert haben.

Dass beim Wiedereinsetzen der Krone ein Eigenanteil für die Patientin anfällt, kommuniziert der Zahnarzt im Vorfeld und holt das Einverständnis der Patientin ein. Versäumt er dies, zeugt es von ausgesprochen schlechtem Stil und ist zudem rechtlich bedenklich. Auch wenn es sich nur um einen kleinen Betrag handelt, läuft er Gefahr, sie unnötig zu verärgern, oder riskiert ihre Zahlungsunwilligkeit, weil er als Behandler seiner Aufklärungspflicht nicht nachgekommen ist.

Hätte der Zahnarzt sich in unserem Beispiel vor der Behandlung Mindestinformationen über die Patientin beschafft, hätte er erfahren, dass sie sich lediglich eine Zweitmeinung einholen wollte. Er hätte dann auch gewusst, dass es bei der Zweitmeinung nicht um Kosten, sondern um die Art der Versorgung ging – ebenso wie er darüber Bescheid gewusst hätte, dass die Patientin in einigen Tagen zu einem Urlaub nach Nicaragua aufbrechen würde, in wenigen Wochen eine Kreuzfahrt ansteht und sie gerade erst aus dem Skiurlaub zurückgekehrt war. Ob er mit diesem Wissen auch eine bloße Modellgussversorgung geplant hätte?

Zugegeben: Die Patientin sah vielleicht nicht auf den ersten Blick so aus, wie man sich eine zuzahlungskräftige Patientin vorstellt. Es zeugt jedoch von wenig Menschenkenntnis, jemanden nach reinen Äußerlichkeiten einzustufen. In einer Zahnarztpraxis hat jeder Patient das Recht, umfassend aufgeklärt, informiert und beraten zu werden. Das verlangt nicht zuletzt der Gesetzgeber.

Ihr Auftritt bitte!

Soweit zur Begegnung zwischen Behandler und einem neuen Patienten nach Praxisknigge-Standard. Doch auch langjährige Stammpatienten dürfen stets erstklassige Umgangsformen von ihrem Zahnarzt erwarten. Manch einer wirbelt durch seine Praxis, ohne beim Betreten des Zimmers zu wissen, wer überhaupt im Behandlungsstuhl wartet. Noch bevor der Anwesende begrüßt wird, vertieft sich mancher Zahnarzt erst einmal in die Patientenakte und murmelt vor sich hin, um dann dynamisch Handschuhe und Mundschutz überzustülpen und kommentarlos mit der Behandlung zu beginnen. Kaum verwunderlich, wenn ein Patient sich bei dieser Vorgehensweise irgendwie „unsichtbar" fühlt. Ein auflockerndes Vorabgespräch mit dem Gegenüber oder gar eine formvollendete Begrüßung? Fehlanzeige. Dabei erwarten Patienten gar nicht viel: Eine freundliches Wort, eine kurze Information über die anstehende Behandlung, ein Lächeln – das reicht schon. Kleine Gesten zeigen große Wirkung.

Natürlich spielen Körperhaltung und Outfit ebenfalls eine nicht unerhebliche Rolle. Ein Shirt, das noch von den Blutspuren der vorangegangenen OP geziert wird, mag als Halloweenkostüm geeignet sein – auf den nächsten Patienten wirkt es aber abstoßend und angsteinflößend. Ein nachlässiges Lümmeln auf dem Behandlerstuhl und eine allzu legere Sitzhaltung sind ebenfalls nicht angebracht. Die Patienten sollen nicht den Eindruck gewinnen, dass ihrem Zahnarzt der nötige Ernst für die Behandlung fehlt. Das Praxisknigge-Konzept möchte keinesfalls eine steife oder altmodische Praxiskultur fördern, durchaus aber das Bewusstsein für die eigene Ausstrahlung schärfen.

Denn eine erstklassige Benimmkultur macht auch vor der Praxisleitung nicht halt. So wie Patienten das Terminmanagement der Praxis nicht mehr ernst nehmen, wenn sie jedes Mal trotz eines vereinbarten Termins warten müssen, nehmen es auch Mitarbeiterinnen mit der Pünktlichkeit nicht allzu genau, wenn der Chef jeden Morgen zu spät zum Dienst erscheint. Hierzu wieder ein Beispiel aus der Praxis:

Viele Baustellen, wenig Zeit

Bericht aus der Praxis

„Unser Chef kommt seit einiger Zeit jeden Morgen mindesten 20-30 Minuten zu spät in die Praxis", klagten die Mitarbeiter einer großen implantologischen Praxis. Gestresste und nörgelnde Patienten und ein demotiviertes Team waren die Folge. Im Gespräch mit dem Chef stellte sich heraus, dass gerade ein neues Haus für ihn und seine Familie gebaut wurde. Der Chirurg „musste" unbedingt jeden Morgen zur Baustelle, um dort „nach dem Rechten" zu sehen. Ihm war das wichtig. Und obwohl er jeden Tag aufs Neue glaubte, seine Baustelleninspektion sei in fünf bis zehn Minuten erledigt, dauerte sie jeden Tag erheblich länger.

Mein ebenso einfacher wie wirkungsvoller Vorschlag lautete: Sprechstundenbeginn für den Chef während der Bauzeit seines Hauses anstatt wie gewohnt um 8.00 Uhr erst um 9.00 Uhr. So hatte er genügend Zeit, am Morgen seinen Bauherrenpflichten nachzukommen. Inzwischen steht das Haus – aber der Sprechstundenbeginn bleibt bei 9.00 Uhr für den Chef – weil er nun im Sommer in seinem herrlichen Garten mit der gesamten Familie frühstückt, danach die jüngste Tochter zum Kindergarten fährt und gegen 8.30 Uhr völlig relaxed in der Praxis erscheint. Dort trinkt er seinen zweiten Kaffee mit seiner Praxismanagerin und den MitarbeiterInnen, und bespricht dabei kurz einige Details des kommenden Behandlungstages und startet dann gut gelaunt und nicht abgehetzt in die Behandlung. So sind alle Beteiligten zufrieden und die Pünktlichkeit ist auch für Patienten wieder Standard.

Pünktlichkeit im Praxisalltag ist eine unverzichtbare Anforderung im Praxisknigge-Konzept. Sie zeigt Professionalität, sorgt für reibungslose Abläufe und für höchste Patienten- und Mitarbeiterzufriedenheit. Das eigene Zeitmanagement als Chef darf das pünktliche Terminmanagement der Praxis nicht in Gefahr bringen. Mitarbeiterinnen übernehmen schnell und unbewusst den „Schlendrian" des Chefs oder der Chefin. Nehmen Sie auch als Praxisleitung Termintreue ernst. Ein pünktlicher Arbeitsbeginn, das Einhalten vorgegebener Behandlungszeiten schaffen Ordnung und Transparenz in jeder Praxis. Wenn anstatt einer Routineuntersuchung plötzlich zwei Kronen präpariert werden, erfreut der schnelle Termin vielleicht den betreffenden Patienten, verärgert jedoch womöglich zehn bis 20 weitere, die diese Zeitverzögerung im Wartezimmer „aussitzen" müssen.

„Wer wird denn gleich in die Luft gehen?" So lautete einst ein Werbeslogan einer bekannten Zigarettenmarke. Das sogenannte HB-Männchen ärgerte sich so sehr, dass es an die Decke ging. Auch im Praxisalltag gibt es täglich Dutzende Situationen, die nervenaufreibend und inakzeptabel sind. Doch bei allem Verständnis für die schiere Verzweiflung eines Arbeitgebers darüber, dass mal wieder alles schief läuft – ein Profi geht nicht an die Decke oder beschimpft vor Publikum seine Mitarbeiter. Natürlich tut das auch eine Mitarbeiterin nicht, wie überhaupt niemand andere so bloßstellen sollte, dass sich eine angsterfüllte Atmosphäre breit macht. Ein Praxisknigge-Profi weiß, wie konstruktive Kritik, oder wie man es heute nennt, ein „konstruktives Feedback" aussieht. Im Klartext heißt das: Es ist Energieverschwendung, sich wort- und gestenreich über Verfehlungen aufzuregen. Vielmehr sollte der Chef sein Augenmerk auf künftige Fehlereliminierung legen. Meist sind es wiederkehrende Unregelmäßigkeiten, die mit entsprechender Schulung und Training vermeidbar sind.

Doch nicht selten wurzeln die Probleme auch an anderer Stelle. Häufig werden MitarbeiterInnen einer Position zugeteilt, für die sie schlichtweg ungeeignet sind. Nur weil eine Helferin schon lange in der Praxis ist, ist sie beispielsweise nicht zwangsläufig auch eine gute Patientenberaterin. Und nur weil eine Mitarbeiterin gut Zahnstein entfernen kann, muss sie noch lange nicht geschickt im Herstellen von Provisorien sein. Deshalb legt das Praxisknigge-Konzept großen Wert darauf, dass Mitarbeiterinnen für Funktionsstellen eine entsprechende Eignung aufweisen müssen, damit die Position auch so ausgefüllt werden kann, wie das die Praxisleitung erwartet. Zum Thema „Kritik üben" hier wieder Beispiele aus der Praxis:

Toben verboten!

Bericht aus der Praxis

„Wenn mein Chef wütend ist, macht er seinem Unmut sofort Luft. Ihn interessiert dabei nicht, ob Patienten, Vertreter, das Labor oder sonst wer anwesend ist. Wir fühlen uns bei derlei Ausbrüchen sehr schlecht, wir werden beleidigt und gedemütigt." So klagte eine Helferin in einer Praxis, die ich besuchte.

Das ist keine Beschwerde eines Leibeigenen oder eines Arbeiters vor 80 Jahren – sondern traurige Realität in einer unerwartet hohen Zahl von Zahnarztpraxen. Wer seine Mitarbeiter nach dem Praxisknigge-Konzept führt, verhält sich auch in Konfliktsituationen professionell.

Bericht aus der Praxis

Ein Zahnarzt hingegen beschwerte sich: „Meine Mitarbeiterin macht wochenlang alles richtig. Und ausgerechnet beim Einsetzen einer sehr schwierigen Implantat-Konstruktion bereitet sie falsch vor und reicht falsch an. Das bringt mich zur Weißglut!"

Das ist aus Behandlersicht natürlich nicht akzeptabel. Doch so schwer solch ein Fehler seitens einer Mitarbeiterin auch wiegt – niemand hat es verdient, vor anderen „heruntergeputzt" zu werden. Und mal ehrlich: Rettet das die Situation noch? Wohl kaum. Viel eher wird nun auch noch der Patient verunsichert und fühlt sich bei Ihnen nicht mehr gut aufgehoben.

Das Einsetzen einer komplexen Arbeit ist für den Patienten eine ganz besonders aufregende Situation, die zudem auch noch mit einer erheblichen eigenen finanziellen Belastung verbunden ist. Vermeiden Sie deshalb emotionale Ausbrüche möglichst ganz. Lassen Sie den Patienten nicht spüren, dass gerade etwas schief gelaufen ist, klären Sie das nach der Behandlung mit Ihrer Mitarbeiterin, dann wenn nötig durchaus auch in strengem Ton und mit Konsequenzen – aber nicht vor dem Patienten!

Übung macht den Mitarbeiter

Um noch einmal den KVP (kontinuierlicher Verbesserungsprozess) zu bemühen: Sinnvoll ist es, solche komplizierten Teilschritte einer Behandlung mit der Helferin zu üben, eine Checkliste zu verwenden, und die Reihenfolge zu nummerieren. In jedem Falle aber sollte die Mitarbeiterin nach der Behandlung unter vier Augen befragt werden, wo die Gründe für den Fehler lagen. Da alle wichtigen Prozesse in der Knigge-Praxis mit dem Anspruch „Null-Fehler-Prozess" geführt werden, sind Checklisten selbstverständlich. Was für die Crew im Flugzeug gilt, greift auch in der Zahnarztpraxis. Denn was hundertmal funktioniert hat, kann beim 101. Mal dennoch schief gehen. Checklisten haben also durchaus ihre Daseinsberechtigung. Sie stehen für gleichbleibende Qualität, unabhängig von der Tagesbefindlichkeit der MitarbeiterInnen und verhindern erfolgreich Konfliktsituationen. Als objektives und messbares Hilfsmittel sind sie unverzichtbares Instrument zur Qualitätssicherung. Das Arbeitsklima wird sich merklich verbessern und in die Luft gehen muss dann auch niemand mehr.

„No emotions, no money" – Kluges Praxismarketing

14

„...Wir sehen die erfahrensten, geschicktesten Männer, bei alltäglichen Vorfällen, unzweckmäßige Mittel wählen; sehen, daß es ihnen mißlingt auf andere zu würken... Wir sehen manchen Redlichen fast allgemein verkannt... Wir sehen...daß die Geistreichesten, von der Natur mit allen innern und äußern Vorzügen beschenkt, oft am wenigsten zu gefallen, zu glänzen verstehen..."

Adolph Freiherr Knigge, Auszug aus „Über den Umgang mit Menschen", Einleitung, I.

Ebenso wie man „nicht nicht kommunizieren" kann (Paul Watzlawick), kann man auch „nicht nicht Marketing" machen (Sybille David). Die gesamte Praxis, die Praxiskultur, das Terminmanagement, der Umgang mit Patienten, der Umgang im Team untereinander, die Führungskultur des Praxisinhabers sind ebenso Marketing wie die Passgenauigkeit eingesetzter ZE-Arbeiten oder die Reklamationsquote von Patienten. Alles, was eine Praxis tut, hat eine Außenwirkung und wird von anderen bewertet – bewusst und unbewusst.

Marketingmythos: „Der Kunde fällt seine Entscheidung bewusst"

Die Macht des Unterbewussten ist sogar weitaus größer, als die meisten Menschen ahnen. 70-80% unserer Entscheidungen laufen unbewusst ab und selbst die verbleibenden bewussten 30% sind nicht so frei, wie man lange glaubte, sondern bewegen sich strikt im Rahmen eines Programms, das sich im Laufe der Evolution als erfolgreich erwiesen hat. Auf Basis dieser Erkenntnisse empfehle ich den Zahnärzten, die ich berate, nicht auf kurzfristige Reize zu setzen, sondern langfristige und stabile Beziehungen zwischen Arzt und Patient zu knüpfen. Oder mit anderen Worten: Kein lautes und scheppperndes Marketing-Tamtam, sondern gesteuerte Service- und Betreuungsprozesse, die das Unterbewusstsein des Patienten erreichen und dadurch seine bewusste Entscheidung steuern. Der Schlüssel dazu: ganz spezifische Motiv- und Emotionssysteme im Patientengehirn.

Was Sie aus der Hirnforschung lernen können

Im menschlichen Gehirn warten unterschiedliche Gehirnareale auf Ansprache.

Das Balancesystem mit dem Wunsch nach Sicherheit, das Stimulanzsystem mit dem Wunsch nach Neuem, nach Abenteuer und nach Individualität, sowie das Dominanzsystem, das den Wunsch nach Macht, Status, Überlegenheit und Autonomie erfüllen soll.

Um die erwünschte langfristige Arzt-Patientenbindung zu knüpfen, muss der im Balancesystem verknüpfte Wunsch nach Vermeidung von Gefahren, Veränderungen, Störungen und der Wunsch nach innerer und äußerer Stabilität erfüllt werden. Patienten, bei denen diese Hirnareale stark ausgebildet sind, bevorzugen regelmäßige und lang geplante Vorsorgetermine, störungsfreie Abläufe und wenig Veränderungen in der Praxis. Werden die zentralen Forderungen des Balancesystems erfüllt, können stabile Beziehungen entstehen, die jedoch nicht selten vom starken Stimulanzsystem mit seinem Bedürfnis nach neuen und unbekannten Reizen attackiert werden. Das Stimulanzsystem möchte aber nicht nur Langeweile vermeiden, es strebt auch nach Belohnung. Diese kann auch in neuen Informationen liegen z. B. über neue Behandlungsmethoden, Werkstoffe, oder Zusatzangebote in der Praxis.

Das Dominanzsystem sehnt sich nach einem Gefühl von Stolz, Sieg oder Überlegenheit. Wird ihm dies verweigert, reagiert es mit Ärger, Wut und Unruhe. Menschen mit einem ausgeprägten Dominanzsystem (das übrigens sogar bei einfachsten Lebewesen, wie z. B. Bakterien beobachtet werden konnte) sehnen sich nach Statusprodukten aller Art, wie teuren Uhren, Autos, Designermarken etc. In der Praxis können Sie solche Patienten mit erstklassigem Service, der nur wenigen, auserwählten Patienten zusteht, bestens an Ihre Praxis binden. Beispiele hierfür sind z. B. Chauffeur-Service nach umfangreichen Eingriffen, Einladungen zu besonderen Veranstaltungen in der Praxis etc.

Die unterschiedlichen Systeme führen im Patientenhirn mitunter wilde Machtkämpfe. Während das Balancesystem zu traditionellen Produkten und Dienstleistungen neigt, möchte das Stimulanzsystem Innovatives ausprobieren, einen regelrechten Thrill spüren.

Hinderlich wird das Balancesystem erst dann, wenn es um zuzahlungspflichtige Leistungen geht. Hier möchte das Dominanzsystem gerne das Beste und Teuerste, während das Balancesystem zur Sparsamkeit, wenn nicht sogar Enthaltsamkeit mahnt. Diese Erkenntnisse sollten im Praxismarketing Berücksichtigung finden. So macht es Sinn, sowohl traditionelle als auch innovative Strategien im Praxismarketing zu wählen. Eine exzellente Praxiskultur mit erstklassigen Umgangsformen des Teams und einem hohen Servicelevel bildet die Basis für innovative Behandlungsmethoden, Materialien, Therapiekonzepte.

Die Hirnforschung bringt es auf den Punkt: „No Emotions, no money" (Dr. Hans-Georg Häusel). Der erste Kontakt mit der Praxis per Telefon, der herzliche Empfang in der Praxis, ein wertschätzendes „erstes Mal" auf dem Behandlungsstuhl, wenn all das die Botschaft „Der Patient ist König" glaubhaft transportiert, wird der Patient schnell Vertrauen zur Praxis fassen und ihr lange Jahre treu bleiben. Und er wird für die Behandlung in der Praxis gerne zuzahlen, wenn alles andere stimmt.

Wellness oder Gesundheit?

Häufig wünschen sich Praxisinhaber eine Ausrichtung des Praxismarketingkonzeptes auf den Oberbegriff „Wellness", während andere sich genau diesem Begriff empört verweigern. Bleiben wir noch einen Moment bei der Hirnforschung und betrachten die Begrifflichkeiten unter diesen Aspekten. Oft werden die Begriffe im Marketing schon fast synonym verwendet, was aber ein gewaltiger Irrtum ist.

Wellness ist die Welt der sanften und sinnlichen (Selbst-) Verwöhnung, z. B. im Spa, bei der Kosmetikerin, bei einer Ganzkörpermassage.

Wellness ist angesiedelt zwischen Stimulanz und Balance, steht also für ein optimistisches Konzept. Die klassische Gesundheit steht zwischen Dominanz und Balance, hier steht Wirksamkeit und Effizienz im Vordergrund. Die optimistische Komponente dabei ist die Hoffnung auf Besserung, während jedoch die pessimistische Komponente, nämlich die Angst vor Krankheiten aller Art, überwiegt. Auch wenn insbesondere in der Zahnarztpraxis die Behandlungen im Vergleich zu den Erfahrungen, die unsere Eltern und Großeltern dort machen mussten, deutlich angenehmer geworden sind, verbinden wohl die Wenigsten Menschen Begriffe wie „Entspannung" oder „Genuss" mit einem Zahnarztbesuch. Es liegt also nahe, das Marketing- und Betreuungskonzept der Praxis nicht allzu sehr auf das Thema Wellness herunter zu brechen. Die Behandlung und Vermeidung von Zahnerkrankungen ist aktive Zahnmedizin und dient der Gesundheitsvorsorge und genau das sollte im Mittelpunkt Ihrer Außendarstellung stehen. Nur so wirken Sie glaubwürdig.

Es ist jedoch kein Widerspruch, das Belohnungszentrum des Patientenhirns mit Düften, beruhigender Musik und einer ruhigen Behandlungsweise ohne Hektik und Lärm zu stimulieren. Ein makelloses Gebiss steigert die Lebensqualität, doch egal ob Füllungstherapie oder Zahnersatz, professionelle Zahnreinigung oder PA-Behandlung, alles führt letztendlich zu schöneren Zähnen – aber nur über eine zahnärztliche Behandlung. Zahnärztliche Kunst muss sich nicht hinter dem Schein von Wellness verstecken, sondern sollte als solide Medizin, in deren Fokus der Patient steht, selbstbewusst nach außen kommuniziert werden.

Statt eines Nachworts – Der Praxisknigge als Zukunftssicherung

Glaubt man der Fachpresse, dann sehen Zahnmediziner unruhigen Zeiten entgegen. Konkurrenzdruck, eine unausgegorene GOZ und immer mehr Auflagen des Gesetzgebers zeichnen nicht gerade ein rosiges Bild für die kommenden Jahre. Aus meiner Erfahrung als Beraterin kann ich jedoch sagen: Wer sich durch ausgezeichneten Service, ein optimales Arbeitsklima und die konsequente Pflege einer individuellen Praxiskultur von der Masse abhebt, wird sich immer behaupten – auch unter widrigen Umständen. Dieser Ratgeber mag sich über weite Strecken auf die sogenannten Softskills beziehen, sein Inhalt zahlt sich aber auch in harter Währung aus. Egal, ob es um steigende Umsätze oder den wirtschaftlichen Wert Ihrer Praxis für einen Verkauf geht, es lohnt sich immer, seinen eigenen Weg zu gehen. Hier noch ein abschließendes Beispiel aus meinem Erfahrungsschatz:

Bericht aus der Praxis

Einem Zahnarzt, Chef einer überaus erfolgreichen Zahnarztpraxis, mangelte es an Fingerspitzengefühl im Umgang mit seinen Mitarbeitern und Patienten. Er „herrschte" wie ein Despot über die gesamte Praxis. Sein Wort war Gesetz, andere Meinungen galten wenig. Der monetäre Erfolg schien ihm Recht zu geben. Er sah demzufolge keinen Anlass, sich zu ändern. Bei näherer Betrachtung der Praxis stellte sich jedoch heraus, dass die Erträge zwar überdurchschnittliche Zahlen aufwiesen, aber keine Patientenbindung bestand. Will sagen: Die Patienten bezahlten zwar für teure und umfangreiche

Behandlungen, verließen aber danach die Praxis auf Nimmerwiedersehen. Sein Assistenzarzt, der sich mit dem Gedanken trug, als Teilhaber in die Praxis einzusteigen, fragte mich um Rat. Der Praxisinhaber, inzwischen 58, würde in absehbarer Zeit aus dem aktiven Berufsleben ausscheiden. Aus diesem Grund hatte er dem Assistenten, der sich bei Patienten und Team gleichermaßen hoher Beliebtheit und in den Augen des Chefs einer erstklassigen Behandlerqualität erfreute, den Einstieg bzw. die spätere Übernahme der Praxis angeboten. Der junge Mann sah das große wirtschaftliche Potential der Praxis, das auch für seinen Start in die Selbständigkeit überaus vorteilhaft war. Doch ihm blieb auch nicht die Besonderheit verborgen, dass die Patienten keine Bindung zur Praxis aufbauten. Er führte das auch auf den Umstand zurück, dass diese, selbst wenn sie Tausende von Euro in der Praxis ließen, regelrecht abgefertigt wurden – von Betreuung keine Spur. Dieselbe „Lieblosigkeit" im Umgang mit dem Personal forderte ebenfalls ihren Tribut: Große Unzufriedenheit im Team, die zu einer derart hohen Fluktuation bei den Mitarbeitern führte, dass die Patienten – überspitzt formuliert – bei jedem Praxisbesuch ein neues Gesicht antrafen. Zurück blieben einige langjährige Dinos, also alt gediente Helferinnen, die mit den Launen des Chefs umzugehen wussten und sich seine negativen Eigenschaften, wie plötzliche Wutausbrüche, Alleinherrschaft und keinerlei Teamgeist, ebenfalls angeeignet hatten. So würde der Praxisalltag des Assistenten im Falle einer Teilhaberschaft daraus bestehen, ständig Neupatienten-Akquise und Personalsuche zu betreiben, was mühselig, teuer und kräftezehrend sein würde. Zudem würde er sich trotz des neu gewonnen Chefstatus im täglichen Kleinkrieg mit den Praxis-Dinos aufreiben, die gestärkt durch den Seniorchef ihre Rolle nicht aufgeben würden. Ihm schwebte aber eher ein Praxismanagement vor, das auf nachhaltige Patientenzufriedenheit setzt und durch dauerhafte Patienten-Arzt-Beziehungen eine stabile Praxisstruktur garantiert. Unter den Bedingungen, wie die Praxis derzeit lief, wollte er keinesfalls eine Praxis führen. Es kam, wie es kommen musste. Der Assistenzzahnarzt, den zwar die guten betriebswirtschaftlichen Zahlen lockten, entschied sich letztendlich dafür, eine eigene Praxis zu gründen. Und zwar nach seinen eigenen Vorstellungen, mit seiner eigenen Vision und der Mission „Der Patient ist Mittelpunkt unseres Handelns". Seine Praxis ist im vierten Jahr seit der Gründung sehr schnell gewachsen, die betriebswirtschaftlichen Zahlen lassen eine ausgesprochen positive Entwicklung für die Zukunft erwarten. Sein Ziel, eine hohe Patientenbindung mit einer hohen Weiterempfehlungsquote, erfüllt sich nachweislich. Die Praxis seines Ex-Chefs hingegen erweist sich als möglicherweise unverkäuflich. Viele Interessenten wenden sich nach anfänglichem Interesse wieder ab, weil die fehlende Patientenbindung keine gute Ausgangslage für den Übernehmer bietet. Eine Praxis, deren Erfolg einzig auf dem zweifelhaften Charisma eines kauzigen Praxisinhabers fußt, ist für einen Nachfolger so gut wie wertlos.

Was sagt uns dieser Fall aus der Praxis?

Der Praxisknigge als Management-System berücksichtigt alle Bereiche der Praxis und versteht sich als Basis eines gesunden und gelebten Qualitätsmanagements.

Das Konzept dient zur scharfen Positionierung der Praxis ebenso, wie zur Vorbereitung auf einen Verkauf der Praxis. Marketing und Mitarbeiterführung werden ebenso berücksichtigt wie Beratung und Service in der Praxis.

So darf mit Fug und Recht behauptet werden, dass der Praxisknigge ein intelligentes und messbares Erfolgskonzept darstellt.

Wenn dieses Buch Sie inspiriert hat und Sie zumindest einige Tipps künftig in Ihrer Praxis umsetzen werden, und Sie Ihr Wissen vielleicht auch noch mit unseren weiterführenden Seminaren vertiefen möchten, würde ich mich sehr freuen.

Ihre Sybille David

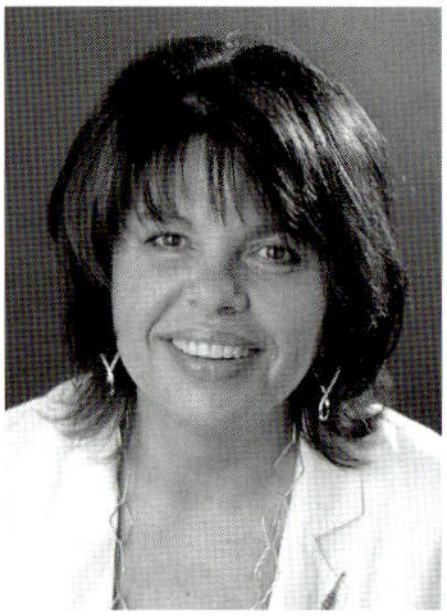

Sybille David

Sybille David berät seit 1985 Zahnarztpraxen.
Beratungsschwerpunkte sind Teamcoaching und Teamentwicklung, Etablierung des Service-Exzellenz-Programms „Der Praxisknigge" sowie Führungskräftetrainings für leitende Praxismitarbeiterinnen und Praxis-inhaberInnen.
In individuellen Praxistrainings berät und coacht sie zahnärztliche Teams.
Infos unter
www.praxis-knigge.de
www.sybille-david.de

Literatur

Blümelhuber, Christian. *Ausweitung der Konsumzone: wie Marketing unser Leben bestimmt*. Frankfurt, M.; New York, NY: Campus-Verl., 2011.

Brandes, Dieter. *Die 11 Geheimnisse des ALDI-Erfolgs*. Frankfurt, M.: Campus-Verl., 2003.

Häusel, Hans-Georg. *Brain view: warum Kunden kaufen*. Freiburg, Br.; Berlin; München; Planegg; Zürich: Haufe-Mediengruppe, 2008.

Kleber, Barbara. *Knigge für jeden Tag: richtiges Benehmen – zeitgemäße Umgangsformen*. Hannover: Humboldt, 2011.

Knigge, Moritz. *Spielregeln: wie wir miteinander umgehen sollten*. Bergisch Gladbach: Bastei Lübbe, 2006.

Reiss, Steven. *Das Reiss Profile: die 16 Lebensmotive; welche Werte und Bedürfnisse unserem Verhalten zugrunde liegen*. Offenbach: GABAL, 2009.

Sander, Thomas; Müller, Michal-Constanze. *Meine Zahnarztpraxis – Ökonomie: Finanz-, Liquiditäts- und Investitionsplanung, Honorare, Steuern, Gewinn*. Berlin; Heidelberg; New York, NY: Springer Medizin, 2012.

Sawtschenko, Peter; Herden, Andreas. *Rasierte Stachelbeeren: so werden Sie die Nr. 1 im Kopf Ihrer Zielgruppe*. Offenbach: GABAL, 2000.

Trout, Jack. *Differenzieren oder verlieren: so grenzen Sie sich vom Wettbewerb ab und gewinnen den Kampf um die Kunden*. München: Redline Wirtschaft bei Verl. Moderne Industrie, 2003.